ESSAI

SUR LES

ERREURS POPULAIRES

RELATIVES A LA MÉDECINE

ET AUX

PERSONNES QUI EXERCENT L'ART DE GUÉRIR.

ESSAI

SUR LES

ERREURS POPULAIRES

RELATIVES A LA MÉDECINE

ET AUX

PERSONNES QUI EXERCENT L'ART DE GUÉRIR;

Par V. Nivet,

Docteur en Médecine de la Faculté de Paris, Membre correspondant de
l'Académie de Clermont-Ferrand, ex-Interne des Hôpitaux civils de Paris,
Membre honoraire de la Société Anatomique, Élève de l'École pratique
de Médecine, etc.

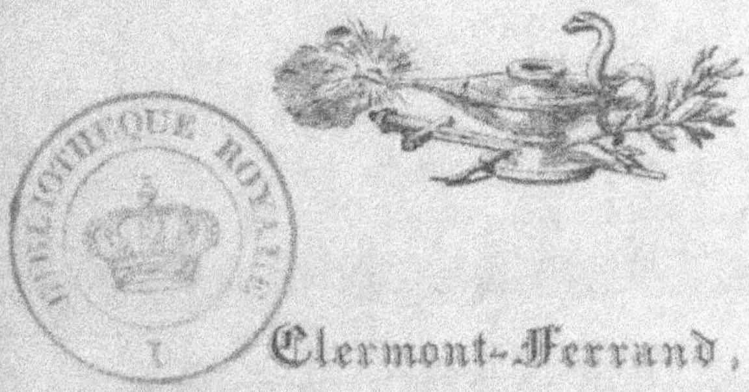

Clermont-Ferrand,

THIBAUD-LANDRIOT ET Cⁱᵉ, IMPRIMEURS-LIBRAIRES,
Rue St-Genès, 8.

—

1841.

ESSAI

SUR LES

ERREURS POPULAIRES

RELATIVES A LA MÉDECINE

ET AUX

PERSONNES QUI EXERCENT L'ART DE GUÉRIR ;

Lu à l'Académie des sciences et belles-lettres de Clermont-Ferrand, en 1840 (1).

Si l'on jette un coup d'œil rapide sur l'histoire de la médecine, on y voit les théories se succéder avec une rapidité vraiment étonnante. Les systèmes paraissent, se choquent, se détruisent, reparaissent et sont

---

(1) Les ouvrages principaux que j'ai mis à contribution pour composer ce mémoire, sont ceux de Joubert, de Richerand et de Réveillé-Parise. Les feuilletons que ce dernier auteur a publiés dans la *Gazette Médicale* de Paris, m'ont fourni des passages très-bien écrits, et qui renferment des principes qu'on ne saurait trop répandre.

1

enfin anéantis. Chaque siècle s'efforce de proclamer des idées nouvelles, qui s'évanouissent bientôt en laissant après elles un mélange d'erreurs et de vérités qui se répandent lentement parmi les personnes étrangères à l'art de guérir. C'est donc dans les ouvrages des anciens médecins qu'il faut chercher l'origine des préjugés populaires relatifs à la médecine. Mais ces préjugés seraient depuis long-temps tombés dans l'oubli, si les rebouteurs, les charlatans, les sorciers et les commères qui les exploitent, ne les avaient pas entretenus et propagés, et si les diverses classes de la société ne s'en étaient emparées pour se soustraire au joug de la médecine. Je ne saurais dire combien est grand le nombre des docteurs sans diplôme, qui prescrivent des remèdes et se prononcent sur les maladies; mais l'histoire suivante, racontée par Joubert, vous en donnera une idée : « On dit que le duc de Fer-
» rare, Alphonse d'Est, mit un jour en pro-
» pos familier, de quel métier il y avait le
» plus de gens. Gonelle, fameux bouffon,
» dit qu'il y avait plus de médecins que de
» toute autre espèce, et gage contre le duc
» son maistre, qui rejetait cela bien loin,
» qu'il le prouverait dans vingt-quatre

(5)

» heures. Le lendemain matin , Gonelle sort
» de son logis avec un grand bonnet de
» nuit et un couvre-chef qui lui bandait
» le menton ; puis un chapeau par-des-
» sus , et son manteau haussé sur les épaules.
» En cet équipage, il prend la route du palais
» de son Excellence, par la rue des Anges. Le
» premier qui le rencontre , lui demande
» qu'est-ce qu'il a ; il répond : une douleur
» de dents enragée. Ha ! mon ami , dit l'au-
» tre, je sais la meilleure recette du monde
» contre ce mal-là, et la lui dit. Gonelle écrit
» son nom en ses tablettes , faisant semblant
» d'écrire la recette. A un pas de là , il en
» trouve deux ou trois qui font même inter-
» rogation , et chacun lui donne un remède ;
» il écrit leur nom comme du premier , et
» ainsi , poursuivant son chemin tout bel-
» lement, du long de cette rue , il ne ren-
» contra personne qui ne lui enseignât quel-
» que recette différente l'une de l'autre ;
» chacun lui disant que la sienne était bien
» éprouvée , certaine et infaillible. Il écrit le
» nom de tous.

» Parvenu à la basse-cour du palais, le
» voilà environné de gens qui, après avoir
» entendu son mal , lui donnèrent force re-
» cettes, que chacun disait être les meilleures

» du monde ; il les remercie et écrit leurs
» noms aussi. Quand il entre en la chambre
» du duc, son Excellence lui crie de loin :
» Eh ! qu'as-tu, Gonelle? Il répond tout pi-
» teusement : mal de dents, le plus cruel qui
» fût jamais. Adonc son Excellence lui dit :
» je sais une chose qui te fera passer incon-
» tinent la douleur, encore que la dent fût
» gâtée ; Messer Antonio Musa Brassavolo,
» mon médecin, n'en pratiqua jamais une
» meilleure ; fais ceci, et cela ; incontinent
» tu seras guéri. Soudain Gonelle jette bas sa
» coiffure et tout son attirail, s'écriant : Et
» vous aussi, Monseigneur, êtes médecin ;
» combien d'autres j'en ai trouvé, depuis
» mon logis jusqu'au vôtre ; voici mon rôle,
» il y en a près de deux cents, et je n'ai passé
» que par une rue. Je gage d'en trouver plus
» de dix mille en cette ville, si je veux aller
» partout. Trouvez-moi autant de personnes
» d'autre métier. » *(Joubert. Des erreurs po-*
pulaires touchant la médecine et le régime de la
santé. Rouen, 1601.)

Il en est de même pour toutes les maladies.
Chacun défend et ordonne, critique et conseille ; chacun approuve et condamne sans
appel la médication et le médecin.

Ces opinions émises à tort et à travers ont

des inconvénients graves que le praticien peut
seul apprécier.

Lorsque l'étudiant, arrivé à la fin de ses
études médicales, revêt la robe de docteur, il
ne prévoit pas toutes les tracasseries que lui
préparent les jugements erronés du peuple ;
son imagination ardente le fait jouir d'avance
de l'estime et de la considération que doit lui
mériter une profession toute de dévouement ;
il sait, il est vrai, combien est parcimonieuse
la reconnaissance des malades ; mais que lui
importe que sa bourse soit légère ; l'honneur
est tout pour lui, et il regarde avec orgueil
le parchemin qui lui donne le droit de se
rendre utile à d'autres hommes. Son jeune
enthousiasme rêve sans doute épidémies et
contagion ; il lui tarde de déployer son cou-
rage et d'exposer sa vie pour ses semblables ;
mais quand il a parcouru les sentiers arides de
la pratique, et qu'il a compris la responsabilité que fait peser sur lui le public, lorsque la
maladie est plus puissante que la médecine ;
quand il a deviné les doutes outrageants qui
percent sur la figure des personnes qui en-
tourent les malades, et qu'il a été la victime de
critiques amères et injustes, d'insinuations
jalouses et calomnieuses ; quand enfin il a bu
lentement et jusqu'au fond la coupe de dé-

ceptions que lui avait préparée sa crédule
jeunesse ; alors le prestige tombe, la poésie
de la médecine s'évanouit, et il comprend
cette triste maxime : *Que le pire mal pour les
hommes de notre profession, c'est d'être jugés
par des personnes qui ne savent pas la médecine,
ou par des confrères envieux ou mécontents.*

Les jugements que l'on porte sur les médecins sont souvent aussi injustes qu'absurdes.
L'incertitude et l'erreur se glissent dans toutes
les œuvres des hommes, et l'on veut que la
médecine soit exempte d'erreur et d'incertitude. L'origine de la moindre pierre, la cause
qui fait vivre le végétal le plus simple nous
échappent, et l'on voudrait que la médecine
qui s'exerce sur des machines si compliquées,
si variables, dont le principe moteur nous est
inconnu, sût tout et fût toujours capable de
tout réparer ; on voudrait qu'elle fût positive et immuable comme un axiôme de mathé-
matique.

La physiologie pathologique, de même que
les autres branches des sciences naturelles,
renferme des choses que nous ne pouvons ni
comprendre, ni changer ; mais ce n'est point
notre faute, c'est celle de la nature qui a imposé des bornes à l'esprit humain. On n'a pas
le droit de demander aux médecins de tout sa-

voir et de tout pouvoir ; mais de savoir mieux que les autres hommes ce qui est utile et ce qui est nuisible aux malades et aux gens bien portants.

Revenons maintenant à l'objet principal de ce mémoire.

Ce serait un tableau curieux que celui qui déroulerait à vos yeux les superstitions, les absurdités et les folles croyances qui ont régné jadis ; cette histoire aurait sans doute l'avantage de nous rendre plus défiants, et de nous prémunir contre les erreurs présentes et futures, mais les forces me manquent pour entreprendre un travail aussi long. Je me bornerai donc à signaler les préjugés populaires de notre siècle, et spécialement ceux qui ont cours en Auvergne ; j'examinerai ensuite les critiques qui ont été dirigées contre les personnes qui exercent l'art de guérir.

PREMIÈRE PARTIE.

PREMIÈRE PARTIE.

Des Erreurs populaires relatives à l'hygiène.

§ I.

QUAND on étudie l'ensemble des êtres animés qui vivent à la surface du globe, on reconnaît que l'homme se distingue surtout des autres animaux, par sa haute intelligence et par la faculté qu'il possède de transmettre à ses semblables les connaissances qu'il a acquises, et l'on est porté à croire que, plus expérimenté qu'eux, il doit être plus heureux et plus sage, qu'il doit lutter avec plus d'avantage contre les agents extérieurs qui tendent à hâter le terme de son existence, qu'il doit mieux choisir les lieux les plus favorables à sa conservation; et cependant il n'en est rien, et la brute libre la moins parfaite suit mieux les règles de l'hygiène, que le savant le plus instruit. Cela tient, Messieurs, à ce que les animaux se laissent guider par leur instinct et leurs besoins, tandis que l'homme est l'esclave de ses préjugés et de ses passions.

Si l'animal, qu'on est convenu d'appeler raisonnable n'avait consulté que l'intérêt de sa santé, il aurait choisi son habitation dans un pays tempéré, sec et bien aéré, loin des marais et des vallées profondes, sur les penchants des collines exposées au soleil; mais l'augmentation de la population, les besoins créés par la réunion des hommes en société, ont fait taire son esprit naturel et son jugement, pour ne laisser parler que son égoïsme et son ambition.

Des villes populeuses à rues étroites, dans lesquelles circule un air froid, humide et malsain, ont été édifiées (1); les vallées et les marais ont été peuplés, et les constitutions robustes de nos pères, dont nous trouvons encore quelques types dans les villages bien exposés, ont été remplacées par les constitutions chétives et délicates des habitants de nos villes.

Visitez les parties basses de nos grandes cités, descendez dans les habitations des rues tor-

---

(1) Le système de défense adopté autrefois a obligé aussi nos ancêtres à construire des rues tortueuses dans lesquelles on pouvait disputer le terrain pied à pied.

tueuses, et vous y verrez des êtres malsains, rachitiques et scrophuleux. Jean-Jacques a
parfaitement résumé les inconvénients des
grandes villes : *Les hommes ne sont point faits,*
dit-il, *pour être entassés en fourmilières, mais
pour vivre épars sur la terre qu'ils doivent cul-
tiver. Plus ils se rassemblent, plus ils se cor-
rompent. Les infirmités du corps, ainsi que les
vices de l'âme sont l'infaillible effet de ce concours
trop nombreux. Les villes sont le gouffre de
l'espèce humaine, au bout de quelques généra-
tions, les races y périssent ou dégénèrent, il faut
les renouveler, et c'est toujours la campagne
qui fournit à ce renouvellement.*

Que nous sommes loin de l'observation des
règles d'une saine hygiène ; nous négligeons
tout, lorsqu'il s'agit de notre intérêt pécu-
niaire ou de nos plaisirs. Mais quand le mal
est arrivé, l'instinct de conservation s'éveille,
et nous allons solliciter les secours de la
médecine, pour des altérations souvent incurables, et nous reprochons ensuite à la médecine son impuissance et son incapacité.

Ajoutez maintenant aux causes de maladies que j'ai déjà signalées, l'usage d'une
alimentation trop excitante, l'abus des liqueurs
alcooliques, le défaut d'exercice en plein air,
la démoralisation, effet inévitable du désœu-

vrement des gens riches, la dépravation des
mœurs et l'abus des passions si commun dans
les grands rassemblements d'hommes, les
maux affreux qu'on va puiser dans les repai-
res du vice, etc......, et vous connaîtrez
les principales sources des maladies et de la
détérioration de l'espèce humaine.

Aujourd'hui, il n'est pas possible de détruire brusquement cet état de choses; mais
on peut l'améliorer. Depuis cinquante ans,
l'étude de l'hygiène et le bon sens de ceux
qui nous gouvernent, nous ont conduits
dans une voie d'amélioration, dont nous
devons nous féliciter. Le lit des rivières a été
resserré, les marais ont été desséchés, les
rues anciennes ont fait place à des rues droites
et larges, et tous les jours, des maisons saines
et bien éclairées remplacent les antres malsains qu'habitaient nos ancêtres.

C'est surtout dans les grandes cités, que ces
changements avantageux se font avec rapidité;
dans beaucoup d'endroits, cependant, les anciennes constructions ont résisté aux progrès
de la civilisation, quoique la mortalité, qui
a détruit la population des vieilles rues de
Paris, pendant les épidémies, ait montré
l'influence pernicieuse des habitations mal
choisies, sur la santé du peuple.

Voilà pour les grandes améliorations; l'instruction et le bon sens des individus pourront seuls les protéger contre l'influence pernicieuse des passions, et leur faire adopter dans leurs habitations particulières les règles d'une saine hygiène.

§ II.

Prenons maintenant l'homme à sa naissance, et cherchons parmi les soins hygiéniques prescrits par les personnes étrangères à la médecine ceux qui peuvent lui être nuisibles.

Nous aurons souvent occasion, dans cette partie de notre travail, de citer le nom d'un auteur dont le style admirable, l'éloquence persuasive et la logique entraînante, rendent les ouvrages bien dangereux à lire, quand on n'est point assez instruit pour rectifier les opinions erronées qu'ils renferment; je veux parler de Jean-Jacques.

Le célèbre genévois est une de ces réputations colossales contre lesquelles un homme ordinaire ne doit point se heurter inconsidérément, et dont les écrits ne doivent être attaqués qu'après un mûr examen. Je pense néanmoins que vous pardonnerez à un mé-

decin d'avoir réfuté les erreurs médicales
d'un littérateur philosophe.

§ III.

Bien des pages sont consacrées, dans son
livre de l'Éducation, au blâme et à la critique des mères dénaturées qui abandonnent
leur progéniture aux soins d'une mercenaire;
il veut que chaque femme nourrisse son enfant ; cette règle pour lui ne souffre point
d'exception (1). Il prétend aussi : *qu'un père
quand il engendre et nourrit ses enfants ne fait
en cela que le tiers de sa tâche , qu'il doit des
hommes à son espèce , qu'il doit à la société
des hommes sociables , qu'il doit enfin des citoyens à l'État.* « Tout homme , dit-il , qui
» peut payer cette triple dette , et ne le fait
» pas, est coupable, et plus coupable peut-
» être quand il la paye à demi. Celui qui ne
» peut remplir les devoirs de père n'a point
» droit de le devenir. » (*Tome 1 , page 45.*)
Si Jean-Jacques avait ajouté l'exemple aux
préceptes, s'il avait rempli les devoirs que
lui imposait la nature, il eût sans doute porté

____

(1) Émile, La Haye , 1762, tom. 1 , page 28 et suivantes.

la conviction dans tous les cœurs , mais il en
a été autrement ; vous le savez , Messieurs ,
Rousseau a été trois fois père , et trois fois il
a renoncé aux devoirs de la paternité ;
ses trois enfants n'ont point été nourris et
élevés par lui , la charité publique a fait les
frais de leur éducation ; ses trois enfants
n'ont même pas été confiés par lui à une
nourrice mercenaire , il les a déposés à la
porte d'un hôpital. Avait-il prévu ces fautes
graves lorsqu'il écrivit les phrases suivantes:
« Hors d'état de remplir la tâche la plus
» utile , j'oserai du moins essayer de la plus
» aisée. A l'exemple de tant d'autres , je ne
» mettrai point la main à l'œuvre , mais à
» la plume; et au lieu de faire ce qu'il faut ,
» je m'efforcerai de le dire. » (*Tome* 1 ,
page 5o.) Que ferons-nous après de semblables rapprochements? Suivrons-nous les
belles inspirations que le philosophe nous
présente entourées du prestige de son éloquence , ou imiterons-nous la conduite de
l'homme privé? S'il y avait à choisir, je pense
que les femmes qui conservent encore au
fond du cœur quelque trace de morale et
de religion , n'hésiteraient pas ; je suppose
qu'elles préféreraient mille fois suivre les
conseils du maître et répudier ce qu'il a fait.

mais il y a dans les préceptes de Jean-Jacques une exagération qui ne serait pas sans inconvénient si on les prenait à la lettre.

§ IV.

Nourrir son enfant est pour une mère la plus sainte des lois et le plaisir le plus doux ; mais est-ce à dire que toutes les femmes doivent nourrir ? c'est ce que je ne crois pas.

Qu'une jeune personne douée d'une bonne santé et d'une constitution robuste, placée dans une habitation saine, veuille remplir jusqu'au bout ses devoirs, rien de mieux ; mais je n'approuverai jamais les phthisiques, les rachitiques et les femmes faibles de nos grandes villes, quand elles offriront aux chétives créatures qui naissent d'elles, un lait malsain et insuffisant. Je leur conseille, lorsque leur position le leur permettra, d'aller à la campagne et de faire élever leurs fils sous leurs yeux, par une paysanne vigoureuse ; et si des occupations importantes les retiennent à la ville, je les engage à confier leurs enfants à quelque villageoise bien portante. Je suis loin cependant de partager l'insouciance de certains parents, qui croient avoir fait tout ce qu'ils doivent, quand ils ont trouvé une femme qui se charge de les remplacer, moyennant une rétribution. L'habitation, la moralité, les soins journaliers de la nourrice, doivent être l'objet d'une surveillance de tous les jours. Les mères, qui négligent ces précautions importantes, se préparent des regrets amers, car les enfants mal soignés pendant les premières années de leur vie, sont rarement bien portants et robustes pendant le reste de la durée de leur existence.

Cette conduite sage est, d'ailleurs, conseillée tacitement par Rousseau lui-même, qui dit, dans un autre endroit, que les villes sont le gouffre de l'espèce humaine, que les races y périssent et y dégénèrent; et il veut qu'on envoie les enfants se renouveler pour ainsi dire, et reprendre au milieu des champs la vigueur que l'on perd, dans l'air malsain des lieux trop peuplés. (*tom.* 1, *page* 83.)

§ V.

Je ne saurais approuver le conseil que donne Jean-Jacques, de laver les enfants nouveau-nés avec de l'eau froide, comme le faisaient les peuples anciens.

Le froid humide exerce sur l'homme adulte, dont le corps est en sueur, une in-

fluence pernicieuse, quoique sa peau soit épaisse et accoutumée aux variations de l'atmosphère ; jugez des effets que doit produire l'impression d'un liquide, à une basse température, sur un enfant qui sort d'un bain à +30° ou 32 ° (*Réaum.*), dont les poumons commencent à peine à respirer, dont les organes sont mous et pulpeux, dont la peau éminemment vasculaire est presque sans épiderme.

Le contact de l'eau froide ne doit-il pas repousser le sang des capillaires du tégument externe, et occasionner des congestions ou des inflammations des viscères intérieurs ?

Sans doute qu'en employant ce moyen, on obtiendrait le résultat que voulaient atteindre les Indiens de l'Amérique et les Insulaires de la mer du Sud (1) ; on se débarrasserait des enfants faibles et cacochymes, et l'on conserverait seulement ceux qui sont forts et robustes ; mais je pense que ces avantages ne suffiront jamais pour autoriser une coutume barbare qui expose les enfants débiles à une mort presque certaine.

---

(1) Les barbares, dit William-Farr, visent à n'élever que les enfants forts et capables de résister à la dureté des saisons et des hommes ; ils emploient souvent des moyens pour s'assurer de leur viabilité après leur naissance, en les immergeant dans l'eau froide, en leur pratiquant une blessure par l'excision du prépuce, etc.... (*Gazette Médicale*, 1838, page 370.

§ VI.

Vous le voyez, Messieurs, il faut bien peu
de chose pour détruire notre frêle existence;
et cependant, nous avons à peine quitté les
langes de la première enfance, que nous
sommes exposés à des affections d'autant plus
graves, qu'elles appartiennent à la classe des
maladies générales.

Pendant long-temps, la variole, la plus
dangereuse de ces maladies, a fait parmi nous
des ravages affreux, auxquels la médecine
cherchait en vain à opposer sa puissance; enfin Jenner nous a fait connaître le moyen de
prévenir ou d'atténuer ce terrible fléau, dont
les épidémies rares et peu meurtrières ont
cessé de porter la désolation parmi nous. Le
peuple, dont l'oreille crédule est toujours
ouverte pour recevoir les nouvelles mensongères, aurait dû accepter avec empressement
et reconnaissance une si précieuse découverte. Hé bien! quoique des expériences,
mille fois répétées depuis quarante ans, aient
démontré que les personnes vaccinées sont
très-rarement atteintes par la petite-vérole,
quoiqu'il soit prouvé que la variole est plus
grave chez les individus qui n'ont pas été

soumis à l'inoculation , on trouve encore dans les classes pauvres , des familles entières qui refusent de faire vacciner leurs enfants.

§ VII.

Passons maintenant à l'examen des inconvénients des vêtements d'aujourd'hui.

L'habitude de porter des pantalons, qui déjà a été adoptée pour les jeunes filles, serait pour les femmes, qui habitent les pays septentrionaux , un excellent moyen de prévenir une foule de maladies (1). Les membres inférieurs seraient ainsi soustraits à l'impression directe de l'air froid et humide , qui circule dans les rues de nos grandes villes ; leur peau , lorsqu'elle est en sueur , ne serait pas brusquement refroidie par les courants d'air. Les dames diminueraient ainsi le nombre déjà trop considérable des causes , qui les prédisposent aux catarrhes pulmonaires , aux affections rhumatismales , aux leucorrhées , etc…. Mais toutes ces considérations seront impuissantes pour faire adopter un vêtement auquel la mode n'a point encore donné sa sanction.

---

(1) Les femmes anglaises portent presque toutes des pantalons ou des caleçons.

§ VIII.

Je suis loin d'avoir la prétention de signaler tous les préjugés relatifs à l'alimentation, il faudrait pour cela faire un cours complet d'hygiène; mais je vais indiquer les plus nuisibles.

Il est une croyance généralement accréditée, c'est que l'eau-de-vie est plus salubre que les liqueurs sucrées. Cette opinion est vraie, quand on l'applique aux élixirs, fortement chargés de principes aromatiques; mais il est évident que le sucre et l'eau, qu'on ajoute aux liqueurs douces, doivent les rendre moins nuisibles que l'eau-de-vie pure et le kirch-wasser, si vanté par les Allemands et les peuples du Nord.

Je serais très-porté à comprendre dans une proscription générale tous les liquides, qui renferment une grande quantité d'alcool, et parmi lesquels il faut ranger l'élixir de longue-vie et les autres panacées du même genre; car des observations nombreuses tendent à démontrer que l'usage habituel de ces liqueurs devient souvent la cause de maladies incurables. Je pourrais en dire autant de l'abus du café pur, surtout chez les personnes d'un tempérament nerveux et d'une faible constitution.

Il faut aussi, en hygiène, établir une grande différence entre l'usage et l'abus. Beaucoup d'aliments, pris avec modération, n'exercent sur l'économie aucune influence fâcheuse et deviennent très-dangereux, quand on en abuse. Je citerai, comme exemple, les fruits acides et mucilagineux, qui sont rafraîchissants quand on en mange peu, et qui deviennent indigestes quand on en fait un usage immodéré.

Il est dans le département du Puy-de-Dôme une petite ville, où l'on fait chaque année une ample récolte de prunes, et où l'on observe presque constamment une épidémie de dysenteries, à la fin de l'été, lorsque ces fruits sont très-abondants.

L'école de Salerne donne un précepte difficile à justifier. Elle veut qu'on se repose après le repas du matin et qu'on se promène après celui du soir :

Post prandium sta, post cœnam deambula.

Je crois que le premier précepte est plus généralement applicable.

Les fonctions de l'estomac se font bien mieux, quand l'homme est paisiblement étendu dans un fauteuil, que lorsqu'il prend un exercice, dont il est difficile d'assigner les limites.

Il est des personnes qui digèrent bien, quoi qu'elles fassent ; mais il en est d'autres dont les courses et les exercices fatigants troublent la digestion ; d'autre part, quelques individus se trouvent mal de la sieste après le dîner ; la règle la plus généralement applicable est donc celle qui prescrit, après les repas, la veille et le repos.

§ IX.

Il ne faut pas avoir des connaissances bien étendues en hygiène et en physiologie, pour comprendre combien sont nuisibles les moyens de chauffage, employés fréquemment dans les magasins de nos commerçants. Un large brasier, rempli de charbons ardents, est placé au centre d'un appartement, dont les portes et les fenêtres sont soigneusement fermées ; le charbon en brûlant absorbe l'oxigène, c'est-à-dire la partie respirable de l'air, et verse en compensation des flots d'acide carbonique qui, comme on sait, détermine des maux de tête, des étourdissements et même l'asphyxie, lorsque l'atmosphère de l'appartement contient une grande quantité de ce gaz.

Je ne puis me dispenser également de signaler les inconvénients des chaufferettes , dont les femmes Auvergnates font un si grand abus. Lorsqu'on en fait usage pendant longt-emps, elles altèrent la finesse , la blancheur et la souplesse de la peau des membres inférieurs, et déterminent des marbrures désagréables sur les parties, qui sont exposées à l'action directe des rayons calorifères. On devrait leur préférer les bouillantes et les appareils connus vulgairement sous le nom de *moines.*

§ X.

La plupart des erreurs que j'ai signalées jusqu'à présent, tiennent à l'ignorance et aux préjugés du peuple. Mais l'oubli des règles de l'hygiène n'est que trop souvent l'effet d'une spéculation.

Depuis bien des années, « *l'industrialisme s'est emparé de tout, même de la science, qu'il retourne, qu'il tord, qu'il avilit, pour en tirer de l'argent ;* » tout est vendu et commercé, l'esprit, le talent, la conscience, les opinions, les honneurs ; l'homme lui-même est l'objet d'un trafic honteux et déplorable.

L'inégalité des forces, des capacités intellectuelles et des caractères devient nécessairement, dans toutes les sociétés d'hommes, une cause d'inégalité des conditions ; on ne pourra jamais empêcher qu'il y ait des riches et des pauvres, des savants et des ignorants, des puissants et des faibles. Il est inévitable aussi, dans l'état actuel des choses, que la classe ouvrière se livre à des travaux qui sont quelquefois pernicieux ou dégoûtants. Mais il y a des limites à cette dépendance ; ce droit de nécessité ne doit pas aller jusqu'au despotisme ; il faut au moins que le manœuvre reste libre de choisir son maître et de vendre, à qui bon lui semble, ses sueurs et son temps.

Il faut aussi que les travaux, auxquels il doit se livrer, ne puissent pas altérer profondément sa santé ; car, si l'homicide et le suicide privés sont défendus, il n'est pas juste que l'industrialisme ait le droit de tyranniser et de détruire. Ces considérations nous conduisent naturellement à l'examen de l'esclavage, cette plaie profonde, que n'ont pu guérir deux révolutions. Je dirai plus loin quelques mots sur la fabrication en grand de certains poisons.

Il y a des pays, où l'on a consacré l'égalité comme le premier principe de la loi, comme le premier article de la constitution, qui renferment des hommes qui ne sont pas libres, quoiqu'ils n'aient commis aucun crime, que l'on aborde le fouet à la main et la menace à la bouche, qu'on troque et qu'on vend comme des bêtes de somme, parce qu'ils ont le malheur d'être nés esclaves, ou d'avoir la peau noire. Quelques-uns de ces pays appartiennent à la France. Depuis bien des siècles, les blancs s'y nourrissent de la sueur des nègres, y remplissent leurs trésors avec les fruits du travail de ces malheureux, y disposent de l'honneur de leurs filles et de leurs femmes ; et ces blancs refusent de sacrifier quelques millions pour racheter la liberté de leurs victimes. Il y a encore des esclaves dans un pays catholique, où l'on prêche la morale de Jésus-Christ, ce grand apôtre de l'égalité et de la charité. Des rois chrétiens maintiennent l'esclavage dans leurs états, quoique les papes, armés des doctrines de l'Evangile aient déclaré que la traite des nègres est immorale et contraire aux dogmes de la religion catholique (1).

Pendant long-temps, l'esclavage a été la cause d'un commerce aussi immoral que pernicieux. Des noirs vendaient sur la côte d'Afrique d'autres noirs, qu'on jetait dans la cale d'un navire, où le souvenir de leur patrie,

______

(1) Voyez le manifeste publié en 1839 par le pape régnant.

la perte de leurs parents et de leurs amis, le défaut d'air et de nourriture altéraient profondément la constitution de ces malheureux.

Un grand nombre de ces nègres, atteints du scorbut, de la fièvre jaune ou du typhus, succombaient pendant la traversée; les autres étaient conduits sur les côtes de l'Amérique. Là, on les menait pieds et poings liés sur la place publique, où on les négociait comme des marchandises. La traite est abolie, ces abus ont été détruits, en grande partie au moins; aussi ne les signalé-je que comme des monuments historiques de l'injustice et de la cruauté des hommes, dont on devrait se hâter de détruire les derniers vestiges.

Je ne rappellerai pas ces guerres sanglantes, dans lesquelles des hommes de couleur, aigris par un long asservissement, jouaient leur vie dans une lutte qui leur promettait la liberté. Ces esclaves n'avaient-ils pas le droit de secouer leurs fers, quand le peuple français, le mousquet à la main, détruisait les priviléges, et s'élevait au niveau des classes nobles ou les abaissait jusqu'à lui?

Jetons un voile sur ces événements déplorables; détournons nos regards de ces habits français, tout tachés du sang de ces infortunés, auxquels on avait accordé quelques instants de liberté, pour les replonger ensuite dans leur premier état de dégradation, et cherchons à apprécier l'influence qu'exerce l'esclavage sur la santé des hommes de couleur.

Les nègres ne sont point des êtres insensibles et sans intelligence, comme le disent les blancs, pour excuser leur cruauté. S'ils sont abrutis, c'est par les soins de leurs maîtres ; s'ils sont ignorants, c'est qu'on leur refuse tout moyen d'instruction, dans la crainte qu'ils ne se comptent. Il est bien parmi eux, comme parmi nous, des êtres craintifs et faibles, qui endurent sans murmurer le pouvoir despotique qui les domine, les mauvais traitements qu'on leur fait subir et le travail pénible qu'on leur impose; mais il en est d'autres aussi, dont l'âme est ardente et vindicative, qui sentent profondément les injures, qui comprennent l'état d'avilissement auquel on les a condamnés, dont le cœur bat, dont les nerfs se crispent, quand ils voient le fouet et le bâton du régisseur, dont la jalousie s'allume, quand on leur enlève leurs femmes ou leurs maîtresses. Ceux-là, Messieurs, quand ils ne peuvent se venger, se laissent mourir de faim, s'empoisonnent ou meurent lentement, consumés par le mal d'estomac.

Ce que je viens de dire suffira, je pense, pour prouver que l'esclavage est nuisible à la santé. Hé bien ! il faut encore ajouter aux causes de maladies que j'ai indiquées, l'acclimatement, la nostalgie, les effluves des marais, une nourriture mauvaise et insuffisante, et un travail trop long et trop fatigant.

Il me reste à vous parler d'un genre d'industrie extrêmement dangereux, et sur lequel la police médicale du royaume n'exerce pas une surveillance assez active.

La fabrication de la céruse et du minium est une cause fréquente de mort parmi les ouvriers, réduits par la misère à se livrer à ce genre de travail.

Combien de fois ai-je vu ces malheureux, tourmentés par des coliques affreuses, venir succomber, dans les hôpitaux de Paris, à des paralysies des muscles de la respiration, ou à des convulsions analogues à celles qu'on observe dans l'affreuse maladie, désignée sous le nom d'épilepsie.

Peut-être n'aurais-je point parlé des dangers que courent les cérusiers, si le gouvernement veillait à ce que toutes les fabriques soient placées dans des lieux élevés, s'il obligeait les industriels à bien aérer les endroits où les ouvriers travaillent, si les opérations les plus dangereuses étaient exécutées par des machines, dans des appartements parfaitement clos; mais il n'en est rien, tout est livré au caprice du fabricant, qui trouve l'homme plus commode et plus économique, et l'homme est sacrifié!

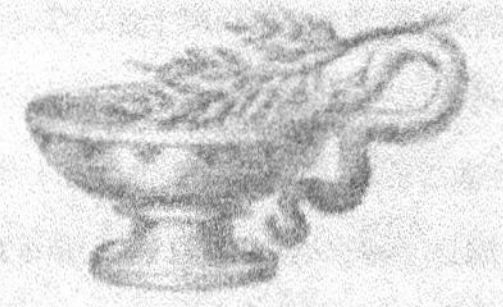

DEUXIÈME PARTIE

Des Erreurs populaires relatives à l'Anatomie et à la Physiologie.

§ XI.

Lorsqu'un homme doué de quelque intelligence veut réparer une machine dérangée, il en étudie d'abord les rouages et le mécanisme.

Que penseriez-vous d'un ouvrier qui vous indiquerait le moyen de restaurer une mauvaise horloge, et qui ne connaîtrait ni la forme, ni la position, ni le jeu des différentes pièces de cet instrument; quelle foi auriez-vous dans ses paroles, quelle opinion vous donnerait-il de son jugement?

Hé bien, tous les jours vous entendez sans sourire, des personnes étrangères à la connaissance de la machine humaine, trancher sans hésitation les questions les plus ardues et les plus compliquées de la médecine. Il n'y a pas de sciences plus ignorées des gens du monde que l'anatomie et la physiologie, et cependant les hommes de toutes classes et de toutes conditions ont la prétention de disserter avec connaissance de cause sur la pathologie.

§ XII.

Quoique peu nombreuses, les connaissances anatomiques et physiologiques du peuple, sont néanmoins presque toutes entachées d'erreurs graves, dont on trouve l'origine dans les ouvrages des médecins d'autrefois.

§ XIII.

La distinction établie depuis long-temps entre les tendons et les nerfs (1), n'a point encore pénétré dans les classes inférieures de la société. Un grand nombre de personnes confondent encore sous le même nom les faisceaux tendineux qui transmettent aux os l'effet des contractions des muscles et les cordons médullaires qui établissent une commu-

____

(1) Voyez Haller, Physiologie, tome IV, pag. 429. Lausanne, 1762.

nication directe entre la moelle et le cerveau, et les nombreuses parties qui entrent dans la composition du corps humain. Elles ne savent point distinguer les cordes insensibles qui font jouer les diverses pièces du squelette, des fibres qui perçoivent les impressions de toutes espèces, qui sont les messagères de la volonté, et qui portent dans tous les organes la sensibilité, le mouvement et la vie.

La section d'un nerf occasionne des douleurs vives, et détruit la myotilité et le sentiment dans les tissus auxquels il se distribue exclusivement ; la section d'un tendon est peu douloureuse, et lorsqu'elle a lieu sans que les parties lésées soient exposées au contact de l'air, elle n'offre aucun danger. Les deux extrémités de l'organe blessé se rétractent, le muscle cesse d'agir momentanément sur les os qu'il fait habituellement mouvoir, mais bientôt une matière organisable réunit les deux extrémités coupées, et une cicatrice solide permet à la corde tendineuse de reprendre peu à peu ses fonctions.

Les chirurgiens modernes qui ont reconnu l'inocuité de la section souscutanée des tendons, pratiquent souvent cette opération pour guérir les pieds bots et les déviations du col, qui sont le résultat de la rétraction perma-

nente de l'un des muscles sterno-mastoïdiens.
Il est donc nécessaire d'apprendre au peuple
que les nerfs sont très-différents des cordes
tendineuses qui terminent les muscles, et que
la blessure des tendons est un accident très-
peu grave.

§ XIV.

Cherchons maintenant dans l'histoire de la
médecine l'origine d'une dénomination qui
consacre parmi nous une vieille erreur anatomique. Le peuple désigne encore sous
le nom de rhume de cerveau, l'inflammation
de la membrane muqueuse qui tapisse les
fosses nasales (1). Ce mot impropre remonte
à une haute antiquité ; il a été créé à une
époque où l'on supposait que les fluides qui
baignent la cavité des ventricules du cerveau
viennent se rendre dans les fosses nasales,
en passant par les trous du sphénoïde et de
l'ethmoïde.

On n'avait point encore réfuté cette opinion au seizième siècle ; car J. Fernel, premier médecin du roi Henri II, l'a reproduite

____

(1) Les médecins ont donné à cette maladie les noms de
Coryza ou de Rhinite catarrhale.

dans son ouvrage sur la physiologie (1); mais il y a long-temps que les anatomistes ont démontré que le système nerveux central est enfermé dans une cavité close de toutes parts; qu'il n'existe aucune communication entre le cerveau et les fosses nasales; qu'il est physiquement et physiologiquement impossible que les organes contenus dans le crâne fournissent la sécrétion qui accompagne les soi-disant rhumes du cerveau, et que les mucosités qui sortent par le nez pendant la durée de cette maladie proviennent exclusivement de la membrane pituitaire.

§ XV.

Quelques physiologistes anciens ayant remarqué combien est rapide la sécrétion de l'urine après l'ingestion dans l'estomac d'un liquide froid et diurétique, ont supposé, pour expliquer ce phénomène, qu'il existe des vaisseaux qui conduisent directement les boissons du tube digestif dans la vessie ou les reins (2).

---

(1) Traduct. française, Paris, 1655, liv. III, chap. VI. Fernel est mort en 1558.

(2) Physiologie de Haller, tom. VII, part. I, pag. 380.

Je me serais abstenu de parler de cette hypothèse erronée, si je n'avais rencontré en Auvergne des hommes fort instruits du reste, qui sont restés fidèles à cette vieille croyance. Je vais indiquer rapidement les objections qu'on a adressées aux partisans de cette théorie physiologique. On a dit :

1°. Que l'existence des canaux stomaco-urinaires n'a été constatée par aucun médecin;

2°. Que les vaisseaux qui rampent dans l'épaisseur des parois abdominales et des replis du péritoine ont été suivis avec la plus grande attention depuis leur origine jusqu'à leur terminaison, que la destination de chacun d'eux a été constatée avec le plus grand soin, et que personne ne les a vus faire communiquer les organes urinaires avec l'estomac ou l'intestin;

3°. Qu'il est étonnant que des conduits assez larges pour permettre aux boissons de passer rapidement du tube digestif dans la vessie, aient échappé aux anatomistes qui ont découvert et injecté les vaisseaux lactés et lymphatiques;

4°. Que le café, le vin et les autres matières colorées qu'on introduit chaque jour dans l'estomac, n'ont jamais été rencontrés dans l'urine.

Ajoutez à cela que les liquides ingérés sont rapidement absorbés par les veines gastriques (Magendie), et qu'il en résulte un état de pléthore séreuse qui aurait de graves inconvénients, si les organes sécréteurs ne débarrassaient promptement l'économie de cette eau surabondante. Les reins et la peau sont chargés de remplir alternativement cette fonction. Lorsque la transpiration cutanée est excitée par un exercice violent, les liquides froids cessent d'agir comme diurétiques, des sueurs abondantes remplacent la sécrétion urinaire. Est-on en droit, à cause de cela, de créer des vaisseaux stomaco-cutanés. Si la transpiration est peu abondante, la sécrétion des reins devient plus active, surtout lorsqu'un corps froid se trouve en contact avec l'un des points du tégument externe ou interne.

Je vous rappellerai aussi que des expériences faites autrefois par Galien, Rastius, Nuch, Birch et plus récemment par Mayer, démontrent d'une manière irrécusable la non existence des canaux *stomaco-vésicaux*. Il résulte en effet de ces expériences, que les fluides qui se rendent dans la vessie proviennent exclusivement des reins, car la poche urinaire reste vide quand on lie les uretères.

D'ailleurs, je le répète, les vaisseaux stomaco-urinaires n'ont été vus et disséqués par personne, et comme nous ne sommes plus au temps où les anatomistes croyaient sans voir, nous rangerons la création de ces canaux parmi les rêves de l'ancienne physiologie.

§ XVI.

Bien des gens croient encore que le fœtus est moins viable à huit mois qu'à sept. Ce préjugé populaire nous vient des médecins astrologues. Jacques Forli, qui professait la médecine à Padoux au quinzième siècle, fait valoir les raisons suivantes en faveur de cette opinion :

« Dans les premiers temps de la grossesse, dit-il, règne Jupiter, c'est lui qui donne la vie ; au septième, règne la lune, qui favorise la vie à raison de son humidité et de la lumière qu'elle reçoit du soleil, mais au huitième règne Saturne, l'ennemi de la vie, le mangeur d'enfants : un enfant ne saurait vivre s'il vient au monde à cette époque. Le neuvième mois voit reparaître Jupiter, alors l'enfant est apte à vivre (1). »

---

(1) Sprengel, histoire de la Médecine, traduction française, tom. II, pag. 472.

Le raisonnement et l'observation se réunissent pour démontrer la fausseté de cette croyance, qui était partagée par les chirurgiens qui ont précédé Ettmuller et Drelincourt. Il est évident qu'un enfant est d'autant plus viable qu'il est plus complétement développé, et que l'accouchement a lieu à une époque plus rapprochée du terme ordinaire de la grossesse.

§ XVII.

Les auteurs anciens, parmi lesquels nous devons placer Hippocrate, Avicenne, Heurnius, de la Chaume, etc..., avaient la prétention de reconnaître à des signes certains le sexe des enfants encore renfermés dans le sein de leur mère. « Si la femme, dit de la Chaume, est grosse d'un fils, elle a le teint vif et le visage gai ; la mamelle droite est plus grosse que la gauche, et rend du lait plus tôt... Se levant de son siége, elle avance le pied droit plutôt que le gauche, et les veines sont plus enflées du côté droit que du côté gauche ; le lait étant jeté dans un verre plein d'eau froide s'y tient plus long-temps sans se mêler avec l'eau, à cause qu'il est plus épais que lorsque la femme est grosse d'une fille. »

L'inverse a lieu quand la femme est enceinte d'un enfant du sexe féminin.

Ce système qui était basé sur des erreurs anatomiques et physiologiques, est complétement abandonné de nos jours; les ignorants seuls ont conservé la conclusion séméiologique des anciens. Les signes ont changé, mais la croyance est restée la même.

Aujourd'hui les bonnes femmes reconnaissent le sexe du fœtus au volume et à la forme du ventre de la mère.

Les accoucheurs modernes qui ont fort peu de respect pour les paroles du maître, et qui ne s'inquiètent pas davantage des préjugés des commères, ont démontré qu'il n'existe aucun signe qui puisse faire savoir d'une manière positive avant la naissance, si le fœtus est mâle ou femelle; il ont constaté aussi que l'enfant ne peut avoir aucune influence sur la forme et le volume du ventre, parce qu'il est suspendu au milieu des eaux de l'amnios, dont la quantité est sujette à varier.

§ XVIII.

Les fœtus monstrueux ont de tout temps fixé l'attention des observateurs; mais autrefois on les cachait soigneusement, parce qu'on

les attribuait à la colère de Dieu, à l'influence
du diable, ou à des accouplements contre
nature (1); ce n'était qu'à la dérobée qu'un
petit nombre de témoins ignorants et supers-
titieux pouvaient apercevoir ces petits êtres
dont les formes sont quelquefois très-bizarres,
et leurs dires toujours exagérés ou inexacts,
servaient de base aux récits extraordinaires
qui remplissent les ouvrages des médecins qui
ont écrit avant le dix-huitième siècle. Il y a
deux ou trois cents ans, les hommes les plus
instruits croyaient comme les classes inférieures de notre époque, qu'il existe des fœtus offrant le corps d'un chien, la tête d'une
volaille, les pieds d'un bœuf ou une tête de
perroquet; ils étaient persuadés qu'une femme
pouvait accoucher d'un serpent, d'un lé-
zard ou d'un brochet.

Je vais vous citer quelques-unes de ces
histoires fabuleuses, qui nous ont été transmises par Ambroise Paré, l'un des chirurgiens
les plus instruits du seizième siècle.

« En l'an 1571, à Anvers, la femme d'un
compagnon imprimeur, nommé Michel, de-
meurant au logis de Jean Mollin, tailleur

---

(1) Ambroise Paré, livre des Monstres, chap. 4, 3 et 19.

d'histoires, à l'enseigne du Pied-d'Or, à la Camestrate, le propre jour de Saint-Thomas, sur les dix heures du matin, accoucha d'un monstre, représentant la figure d'un vrai chien, excepté qu'il avait le col fort court et la teste ne plus ne moins qu'une volaille, toutes fois sans poil : et n'eut point vie, parce que ladite femme accoucha avant terme : et à l'heure même de son enfantement, cet épouvantable monstre jetant un fort cry (chose émerveillable), la cheminée du logis cheut par terre, sans aucunement offenser quatre petits enfans qui estaient à l'entour du foyer (1). »

Lycosthènes écrit « qu'en l'an 1494 une femme de Cracovie, en une place nommée Saint-Esprit, enfanta un enfant mort qui avait un serpent vif attaché sur son dos et qui rongeait cette petite créature. »

Levinius enfin raconte une merveilleuse histoire en cette façon : « Ces années passées une femme vint vers moi pour me demander conseil, laquelle ayant conçeu d'un marinier, le ventre commença à lui enfler de telle sorte, qu'on pensait qu'elle ne deust jamais porter à

_____

(1) Loc. cit., cap. 19.

terme. Le neufvième mois passé, elle envoye querir la sage-femme : et avec de grands efforts, premièrement accoucha d'une masse de chair sans forme, ayant à chacun costé deux anses longues d'un bras, qui remuait et avait vie comme les esponges. Après lui sortit un monstre ayant le nez crochu, le col long, les yeux estincelans, une queue aiguë et les pieds fort agiles. Sitôt que ledit monstre fut sorty, il commença de bruire et remplir toute la chambre de sifflements, courant çà et là pour se cacher. Sur lequel les femmes se jetèrent et le suffoquèrent avec des oreillers. A la fin, la pauvre femme, toute lasse et rompue, accoucha d'un enfant masle, tant bourrelé et tourmenté par ce monstre, qu'il mourut sitôt qu'il eut reçeu le baptesme (1). »

Je ne chercherai point à faire ressortir le ridicule et l'absurdité de ces contes merveilleux, bien dignes de figurer dans l'almanach de Matthieu Lansberg, et dont l'historien nous assure que la comtesse de Flandre, *par une juste permission et vengeance de Dieu, conçeut et accoucha d'une seule portée, de trois cent soixante et cinq enfans, autant qu'il y a de jours*

---

(1) Ambroise Paré, livre de la petite Vérole et Lèpre, chapitre III.

dans l'an (1). Quand un homme, quel que soit du reste son talent chirurgical, donne pour vrais des faits aussi extraordinaires, la réfutation est si facile qu'il devient inutile de l'entreprendre.

Depuis que les médecins ont pu étudier avec soin et voir par eux-mêmes les monstres humains, ils ont reconnu la fausseté de ces contes ridicules, mais le peuple est resté fidèle aux vieilles croyances. On trouverait facilement aujourd'hui un nombre considérable de bonnes femmes qui seraient disposées à dire qu'elles ont vu des enfants avec des têtes de grenouille, des pieds de chèvre et des groins de cochon. Ne cherchons point à les convertir à de meilleures doctrines, laissons-les se complaire dans leur admiration pour les choses merveilleuses, car ces préjugés n'ont aucun inconvénient.

§ XIX.

Je serai aussi très-indulgent envers les personnes qui prétendent que les taches de la peau, désignées sous le nom de Nœvus, représentent les choses qui ont excité l'envie

---

(1) Livre des Monstres, chap. 5.

des femmes grosses. Il est possible que les
envies et les émotions morales favorisent le
développement des maladies dont le fœtus
est quelquefois atteint ; mais je doute qu'il y
ait un rapport constant entre ces maladies et
les objets enviés. Si les enfants portaient l'em-
preinte de toutes les choses qui ont été fortement désirées par leur mère pendant la durée de la gestation, notre peau serait singu-
lièrement bigarrée, et pourrait offrir des
images dont le nom ne doit pas figurer ici,
quoiqu'elles aient été portées jadis en proces-
sion par les Egyptiens.

§ XX.

Je dois également signaler à votre attention
les manipulations dangereuses, connues sous
le nom de *Préparations*, auxquelles les sage-
femmes ignorantes ont recours lorsqu'elles
font un accouchement. Ces pratiques nuisibles qui étaient recommandées par les anciens, sont blâmées par tous les chirurgiens
instruits de notre siècle.

L'expulsion du fœtus est une fonction na-
turelle que le médecin est appelé à surveiller,
mais dont il doit se garder de troubler la
marche. Dans la grande majorité des cas,
l'accoucheur prudent se contente de soutenir

le périnée au moment où la tête franchit le détroit inférieur ; mais ils s'abstient de tourmenter inutilement le col de l'utérus, dans le but d'activer l'accouchement.

L'insuffisance des forces, l'inertie des organes, les vices de conformation du bassin, l'apparition d'accidents graves, peuvent seuls autoriser l'homme de l'art à intervenir pour favoriser ou remplacer les efforts impuissants de la nature.

§ XXI.

Quelque temps après l'accouchement, les organes que le fœtus a traversés deviennent le siége d'une sécrétion muqueuse, que les femmes et surtout celles qui ne nourrissent pas, attribuent à un écoulement de lait.

Cette hypothèse est complétement fausse, car les lochies ne renferment ni caseum, ni beurre, ni sucre de lait, substances qui entrent constamment dans la composition du fluide qui est sécrété par les glandes mammaires.

Cette erreur physiologique a été l'origine des *laits répandus*, maladies très-nombreuses, dont l'étyologie populaire est presque aussi constamment inexacte que la dénomination.

§ XXII.

Avant de passer à l'examen des erreurs relatives à la médecine proprement dite, je vous demanderai la permission de vous dire quelques mots sur la phrénologie et le magnétisme animal.

A l'époque où parut le système de Gall, on ignorait généralement en France les découvertes de la philosophie écossaise; l'étude des penchants et des facultés était fort incomplétement indiquée, et l'on s'occupait surtout des hautes questions de la métaphysique et des règles du raisonnement. Gall nous fit rentrer en nous-mêmes; il nous montra dans l'homme des facultés distinctes les unes des autres, il marqua les limites qui séparent les instincts des facultés; chacun de nous sentit au fond de son cœur la réalité de ces divisions que l'observation des masses rendit plus évidente. Il fit plus, car il nous indiqua le moyen de découvrir le caractère et les capacités des hommes par l'inspection de la surface de leur tête.

Mais bientôt, la lecture des ouvrages anglais nous apprit que la psychologie, donnée comme nouvelle, se trouvait presqu'en entier dans les ouvrages de Thomas Reïd et de

ses successeurs ; alors la phrénologie dépouil-
lée du plus beau fleuron de sa couronne, et
réduite à la cranioscopie, fut traduite à la
barre de l'observation, et mise en demeure
de répondre aux attaques des anatomistes et
des physiologistes. Des faits contradicteurs
fort nombreux, des objections spécieuses,
des critiques mordantes furent opposés au
nouveau système qui ne tarda pas à être abandonné par tous les observateurs consciencieux
et désintéressés.

Vous savez, Messieurs, que Gall croyant,
comme Lavater, avoir pris la nature sur le fait,
a divisé la surface du cerveau en une foule
de départements qui sont habités par nos instincts et nos facultés. Les bosses et les enfon-
cements du crâne nous donnent, d'après lui,
la mesure de nos penchants et des différentes
sections de notre intelligence ; les saillies de
cette boîte osseuse sont les signes physio-
gnomoniques de nos vices et de nos vertus,
de nos tendances et de nos répulsions.

Ce système qui juge du degré de développement des facultés par le volume de la por-
tion d'organe qui en est le siége, a pour conséquence nécessaire, que la somme d'activité
et d'intelligence départie à chaque individu
est en raison directe du volume de son cerveau.

Malheureusement, on a reconnu que Napoléon, Voltaire, Raphaël et Descartes qui étaient incontestablement fort intelligents et fort actifs, avaient des crânes petits ou d'un volume ordinaire, et la confiance qu'on avait accordée aux dires des cranologistes, a diminué. Plus tard, des faits nombreux sont venus déposer contre la localisation des facultés et des penchants. On n'a pas pu trouver la bosse de la musique chez l'idiote musicienne de la Salpétrière (1); on a cherché vainement la bosse des mathématiques sur la tête de Mangiamèle, ce jeune mathématicien si célèbre; le criminel, observé par M. Perrot, n'a offert ni la bosse de la destructivité, ni celle de l'acquisivité; enfin, le cervelet qui est, d'après Gall, le siége de l'amour physique, a manqué chez une jeune fille qui se livrait fréquemment à l'onanisme; alors il a fallu renoncer à ce fameux système qui devait avoir une influence si grande sur l'éducation et la jurisprudence de l'Europe.

Avant de terminer ce paragraphe, je vous rappellerai une objection à laquelle les phrénologistes n'ont pas répondu d'une manière satisfaisante.

____

(1) Gazette Médicale, 1835.

On a reproché aux successeurs de Gall d'avoir dépossédé la surface inférieure du cerveau de toute espèce de fonction; en effet, après avoir dressé le catalogue des facultés et des penchants, ils les ont répartis entre les circonvolutions de la convexité, et ils ont condamné les circonvolutions inférieures à un état d'oisiveté qui ne peut être conforme aux vues de la nature. Je ne puis croire que l'être essentiellement intelligent qui nous a créés, nous ait donné des organes inutiles.

Il résulte des faits qui précèdent : 1°. Que la division des facultés et des penchants n'est pas nouvelle; mais j'ajouterai qu'elle est prouvée *par les idioties partielles, par les monomanies, par la lésion isolée de certaines facultés à la suite des épanchements sanguins du cerveau, et par le développement inégal des instincts et de l'intelligence chez les divers individus;* 2°. Que la topographie cérébrale est impossible à établir dans l'état actuel de la science; que nous ignorons complétement au juste la demeure de nos facultés et de nos penchants, et que le casier phrénologique a été si souvent changé, et s'est trouvé si fréquemment en contradiction avec les faits, qu'on est réduit à le ranger parmi les hypothèses erronées si nombreuses, qui sont sorties du cerveau des hommes systématiques.

§ XXIII.

Passons maintenant à l'examen du magnétisme.

Dans tous les temps, le penchant au merveilleux a dominé les masses; à mesure que
l'observation attentive des faits renverse les
préjugés dont il nous a dotés, il enfante d'autres erreurs qui nous séduisent par leur nou-
veauté. Il faut toujours que quelque croyance
extraordinaire occupe notre imagination d'enfant; nos pères se laissaient exploiter par les
illuminés, les démoniaques, les magiciens,
les sorciers et les devins, et nous qui les avons
tournés en ridicule, nous versons notre argent dans la poche des magnétiseurs. Ne
croyez pas néanmoins que j'aie l'intention
de nier tous les phénomènes qu'on attribue
au somnambulisme artificiel; je veux seulement vous mettre en garde contre les déceptions si nombreuses des fripons qui exercent
la profession de magnétiseur. Il est un terrain
sur lequel on doit toujours marcher avec dé-
fiance, c'est celui du merveilleux. Toutes les
fois qu'il s'agit d'un fait miraculeux, il vaut
mieux rester parmi les sceptiques arriérés que
de se placer parmi les enthousiastes ridicules.
Ce précepte qu'on ne saurait trop répéter,

nous servira de guide dans le courant de cet article.

Quoique l'invention du magnétisme ne soit pas très-ancienne, les annales de la science nous ont déjà révélé une foule de supercheries et de ruses auxquelles les somnambules ont eu recours pour se rendre célèbres, et pour exploiter les fidèles croyants du merveilleux. Cherchons donc à séparer les phénomènes réels, des choses surnaturelles que l'habileté des charlatans ajoute à la vérité pour la rendre extraordinaire.

Quand on étudie les livres publiés par les magnétiseurs, on voit tout d'abord qu'ils établissent une très-grande différence entre les divers phénomènes magnétiques ; ils prétendent que, parmi ces phénomènes, il en est qu'on obtient avec facilité, et chez une foule de personnes, tandis que les autres ne réussissent que chez certaines somnambules, chez les habiles de la profession. La plupart des expérimentateurs admettent que, sous l'influence du regard et des passes magnétiques, une personne peut en endormir une autre : ils assurent que, pendant la durée de ce sommeil provoqué, la somnambule est susceptible d'une force d'attention plus considérable, que ses sens sont plus exquis, que sa mé-

moire est plus fidèle, et que sa force de volonté est plus grande que dans l'état de veille.
Ils disent aussi que le magnétiseur exerce sur
la patiente une très-grande influence morale,
ce qui n'est pas sans inconvénient quand c'est
un homme qui magnétise, et une jeune fille
qui est magnétisée.

Si je ne craignais pas d'avoir été dupe de
quelque supercherie, je vous affirmerais que
j'ai vu les phénomènes que je viens d'indiquer se passer sous mes yeux; mais ce que je
n'ai jamais vu, et ce dont je doute tout autant
que des oracles des sibylles et des miracles
de Mahomet, c'est que les sens puissent être
transposés, et que les somnambules puissent
voir avec la nuque, l'épigastre ou le dos;
c'est que les somnambules puissent regarder
ce qui se passe dans leur ventre ou leur
poitrine, et voir à travers les parois abdominales ou thoraciques, les lésions des poumons, ou du foie, ou des intestins; et
qu'elles puissent enfin jouer le rôle de de-
vineresses et découvrir des choses qu'elles
ignoraient avant l'expérience.

Suivez l'histoire du magnétisme, et vous
reconnaîtrez que toutes les fois qu'un corps
opaque a été positivement placé entre les yeux
des somnambules et l'objet soumis à leur exa-

men, elles se sont trompées; lisez leurs descriptions anatomiques, et vous les verrez entachées des erreurs les plus grossières; examinez leurs consultations, et vous les trouverez remplies de remèdes de bonnes femmes.

Ajoutez à cela qu'il faut pour que les expériences difficiles réussissent, que l'appartement soit faiblement éclairé; que les bandeaux ne soient ni trop larges ni trop épais, et qu'on permette aux somnambules de faire mille contorsions dont le but est de déranger ce bandeau; qu'il faut que les témoins ne soient point trop incrédules, qu'il faut enfin que les juges soient placés dans des circonstances telles, qu'ils ne puissent découvrir les supercheries des jongleurs qui veulent les duper.

Un grand homme demandait pour croire aux choses miraculeuses qui ne peuvent être constatées journellement, qu'elles se fussent passées en plein jour, en présence de l'académie des sciences, assistée d'hommes armés, destinés à écarter la foule des crédules, des sots et des fanatiques. Il est très-probable que les expériences merveilleuses annoncées par certains magnétiseurs, ne seront jamais entourées de ce degré d'authenticité. Pour ces raisons et pour beaucoup d'autres, qu'il serait trop long d'énumérer, je pense que les hommes raisonnables douteront encore long-temps de la clairvoyance et des talents thé-rapeutiques des somnambules et de leurs af-fidés.

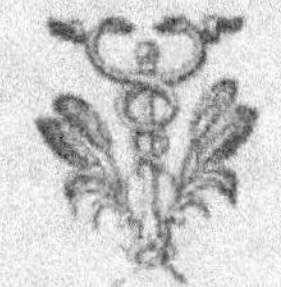

TROISIÈME PARTIE.

Des Erreurs relatives à la Pathologie.

§ XXIV.

Pendant les seizième et dix-septième siècles, les médecins français se bornèrent à traduire et à commenter servilement les écrits des Grecs et à rectifier les nombreuses erreurs que les Arabes avaient ajoutées aux écrits de leurs maîtres.

Il ne s'agissait point alors de comparer les faits aux théories, de passer le système médical au crible de l'expérience, mais d'interpréter ce qu'avaient dit Hippocrate et Galien. L'étude clinique des maladies était bannie de la science, les sentiers de l'observation étaient abandonnés, et les adeptes prétendaient *qu'en matière de médecine l'érudition et le bon sens font tout.*

Les doctrines humorales professées par l'école, régnaient despotiquement sur les praticiens vulgaires. La plus légère infraction fût-elle avantageuse au malade, était sévèrement blâmée ; mais on pouvait impunément laisser mourir ses clients, quand on suivait religieusement le code thérapeutique imposé au monde médical.

L'histoire suivante vous donnera une idée des opinions qui dominaient les médecins du dix-septième siècle.

Un praticien qui vivait dans le même temps que Guy-Patin, avait guéri un malade par un purgatif, mais il s'était permis d'administrer ce remède le quatrième jour ; il fut attaqué par ses confrères, et mis en demeure de répondre de cette cure. Il écrivit à Guy-Patin pour lui demander quels arguments il pouvait opposer à ses détracteurs ? Le célèbre médecin, après lui avoir cité Hippocrate, Galien, Baillou, Messaria, etc..., ajoute : « Si la querelle dure plus long-temps, faites valoir l'autorité de Fernel, qui est le prince des modernes, et vous appuyez sur l'événement qui est de votre côté. » (Fernel d'abord, le succès après) (1).

Les croyances médicales des classes inférieures de la société *ne sont que l'écho lointain*

____

(1) Gazette Médicale, p. 145, 1839.

des doctrines qui ont régné autrefois. Le peuple attribue ses maladies au sang, à la bile, aux glaires et aux humeurs, comme le faisaient les médecins du dix-septième siècle. Ce système aurait peu d'inconvénients, s'il n'avait pour conséquence une thérapeutique inflexible, qui ne prend en considération ni l'âge, ni la constitution, ni les forces du malade. Si vous avez *une maladie de sang*, les saignées locales ou générales sont indiquées; si c'est une maladie produite par la bile ou les glaires, il faut avoir recours aux purgatifs ou aux antiglaireux; enfin les maladies humorales exigent l'emploi des dépuratifs, des sudorifiques, des exutoires, etc...

Il y a bien quelques vérités thérapeutiques parmi ces vieilles croyances, malheureusement l'application de ce système est souvent intempestive et nuisible. Le peuple qui n'a point de règle séméiologique se décide pour tel ou tel autre remède, suivant son caprice ou le conseil des commères qui n'en savent pas plus que lui, et nullement d'après les symptômes de la maladie qu'il est incapable d'interpréter. Pour bien juger ce système, il faut se placer au point de vue de l'observation, et laisser de côté les théories médicales; nous verrons alors que les préceptes du peuple ne sont pas toujours en désaccord avec l'expérience, et qu'ils ne deviennent des erreurs que parce qu'ils sont trop généralisés ou mal appliqués.

§ XXV.

Le peuple a rangé parmi les maladies de sang, les congestions et la pléthore, les inflammations et les altérations du fluide qui circule dans les veines et les artères (1).

Personne, je pense, ne mettra en doute l'efficacité de la phlebotomie dans la pléthore et les congestions sanguines, mais il paraîtra plus que douteux à beaucoup de praticiens, que ce moyen soit avantageux dans les affections qu'on a attribuées aux altérations du sang.

Le traitement des inflammations varie beaucoup. S'il est des cas où l'on doit prescrire les antiphlogistiques, il en est d'autres où l'on doit s'abstenir d'y avoir recours (2), et d'autres enfin où l'on doit préférer les stimulants ou les caus-

---

(1) Je signalerai aussi en passant l'opinion populaire qui attribue au sang brûlé ou échauffé les malaises généraux et les accès de fièvre, qui sont accompagnés ou suivis d'éruptions passagères de petits boutons.

(2) Phlegmasies légères des muqueuses.

tiques (1). Ajoutez à cela que la force, la
constitution et le tempérament du malade,
que la marche et la nature de l'inflammation;
que son état d'acuité ou de chronicité, sa
cause et ses complications peuvent faire varier les indications thérapeutiques, comment
voulez-vous que des personnes étrangères à
la connaissance des lois de l'organisme et à
l'étude de la pathologie clinique puissent apprécier toutes ces modifications qui rendent
la médecine pratique si épineuse et si difficile. Ne vaudrait-il pas mieux que le peuple
s'abstînt toute médication, plutôt que de s'en-
gager sans fil conducteur dans un labyrinthe
dont les chemins lui sont complétement in-
connus?

§ XXVI.

Les anciens ont écrit sur les maladies bilieuses une foule d'erreurs, qui sont aussi
ridicules qu'absurdes; cependant, il ne faut
pas croire que tout ce qu'ils ont dit soit faux
et inutile.

On reconnaît généralement aujourd'hui
que le traitement qu'ils opposaient aux embarras bilieux et gastriques, est plus sûr et

---

1. Phlegmasies pseudo-membraneuses, charbonneuses, etc.

plus efficace que le traitement indiqué par
M. Broussais. Il y a aussi des diarrhées et des
pneumonies bilieuses qu'on traite avec avantage par les évacuants ; mais il faudrait bien
se garder d'appliquer la formule antibilieuse
à toutes les variétés d'ictère, comme ils le
faisaient. Il arrive souvent que la présence
de la bile dans les liquides de l'économie n'est
que la conséquence d'une autre maladie, qui
exige l'emploi des émollients et des antiphlogistiques.

§ XXVII.

Les maladies dites glaireuses ou pituiteuses
sont plus variées et plus nombreuses que les
précédentes ; elles comprennent toutes les
affections des membranes tégumentaires in-
ternes, qui sont accompagnées d'une sécrétion abondante de mucosités. On voit figurer parmi ces états pathologiques les inflammations chroniques (1), les hypersécrétions
toniques et atoniques, et les flux symptoma-
tiques des membranes muqueuses ; et à
tous ces états morbides on oppose un remède

---

(1) Les phlegmasies aiguës des muqueuses qui ne donnent
point lieu à une sécrétion abondante de mucus, sont attribuées
à un grand feu ; les toux sèches, qu'on observe si souvent chez
les tuberculeux, sont des toux d'irritation.

unique, l'antiglaireux ; et l'on ne réfléchit pas que, quel qu'il soit, ce médicament ne peut convenir à tous les cas.

Il est évident qu'un même remède ne peut pas être opposé avec succès à la leucorrhée et au catharre pulmonaire; à la diarrhée muqueuse, au corryza et aux vomissements pituiteux, et cependant, qu'un médicastre vienne sur la place publique annoncer un antiglaireux, et vous verrez le peuple acheter ce remède universel, et l'appliquer indistinctement à tous les flux des muqueuses.

§ XXVIII.

Ces lambeaux du système humoral des anciens médecins, formèrent pendant long-temps la religion médicale des classes élevées de la société; mais au commencement du dix-neuvième siècle, le vieil humorisme, honni, bafoué, couvert de ridicules et poursuivi à outrance par l'auteur de l'examen des doctrines, fut réduit à se réfugier sous le toit du pauvre et de l'ignorant. Lorsque parut le système de Broussais, la majorité des jeunes docteurs et les classes instruites de la société abandonnèrent bientôt les vieilles idées, pour adopter les opinions nouvelles qui étaient si simples, et conduisaient à un traitement si facile. Les altérations des liquides disparurent du cadre médical ; il n'y eut plus qu'une seule cause de maladie, l'irritation ; qu'une seule méthode thérapeutique, qui prescrivait les sangsues et les émollients. L'inflammation de la muqueuse intestinale acquit beaucoup d'importance, car on supposa qu'elle était la raison première de toutes les maladies qu'on attribuait autrefois à la pituite, à la bile, à la mélancolie et à la putridité des humeurs. Les fièvres continues, bilieuses, muqueuses et putrides devinrent des gastro-entérites continues. *Les fièvres intermittentes, tierces ou produites par la bile ; intermittentes quotidiennes ou pituiteuses ; les fièvres quartes ou faites par l'humeur mélancolique* (1), furent rangées parmi les gastro-entérites intermittentes.

Les phlegmasies de l'estomac comprirent également un très-grand nombre d'affections hétérogènes : les troubles nerveux qu'on observe chez les leucorrhéiques, les vomissements sympathiques qui se montrent au début des maladies cérébrales, devinrent des signes d'inflammation du ventricule ; l'embarras gastrique, simple et bilieux, la migraine, les gas-

---

(1) Ambroise Paré, livre des Fièvres.

tralgies, le squirrhe et le cancer de cet organe firent partie des gastrites aiguës et chroniques. Les fièvres éruptives elles-mêmes ne
purent échapper à une explication solidiste,
et l'on en fit des inflammations des muqueuses et de la peau.

Le physiologisme eut beaucoup de reten-
tissement à l'époque de son apparition ; sa
simplicité lui acquit un grand nombre de
partisans, mais bientôt il fut attaqué et battu
en brèche par tous les médecins éclectiques
et anatomo-pathologistes qui n'avaient point
abandonné les voies de l'observation, et
Broussais eut la douleur de survivre au système qu'il avait créé. Ses sectateurs les plus
zélés, ceux-là même qui avaient proclamé
l'infaillibilité de la nouvelle école, ne tar-
dèrent pas à reconnaître que l'irritation ne
peut pas tout expliquer, et ils rétablirent dans
leurs ouvrages les maladies atoniques et nerveuses et les altérations du sang qu'on avait
impitoyablement rayées du grand-livre de
la médecine.

Ces changements importants qui ont con-
sidérablement modifié les traitements pré-
conisés par le créateur de la nouvelle doctrine médicale sont parfaitement connus des
médecins instruits, mais ils ne sont point en-

core parvenus aux personnes étrangères à la médecine. L'avenir apprendra sans doute à tout le monde, que les gastro-entérites et les gastrites ne sont pas aussi communes qu'on l'avait dit, que les fièvres intermittentes ne sont pas des gastro-entérites, que l'embarras gastrique apyrétique et plusieurs espèces de gastralgies ne doivent pas être traités par les sangsues, etc. Mais en attendant que les progrès de l'instruction aient répandu ces connaissances parmi les personnes étrangères à l'art de guérir, les praticiens sont arrêtés à chaque pas dans la pratique civile par les préjugés populaires.

Ne croyez pas néanmoins que la thérapeutique soit aussi variable que les systèmes. Les enthousiastes adoptent, il est vrai, aveuglément les croyances du maître, mais les praticiens observateurs renoncent seulement aux théories dont on leur prouve la fausseté, et ils conservent les remèdes dont l'expérience leur a démontré l'efficacité. Quoique Broussais ait recommandé les saignées locales et générales dans les fièvres intermittentes, on continue de guérir ces maladies avec le quina et le sulfate de quinine ; quoiqu'il ait conseillé les antiphlogistiques dans les fièvres éruptives, on s'en abstient quand il n'existe point en même temps quelque phlegmasie des organes intérieurs : l'embarras bilieux et gastrique sont encore aujourd'hui combattus par les évacuants, et l'on est revenu à l'usage des purgatifs dans plusieurs variétés d'hydropisies, etc.

§ XXX.

L'humorisme et le physiologisme ne sont pas les seuls systèmes dont on retrouve la trace dans les doctrines populaires ; l'uromancie et la médecine cabalistique ont aussi laissé quelques rejetons abâtardis.

§ XXXI.

La médecine des urines qui nous vient des Arabes comptait de nombreux partisans en Europe, au commencement du seizième siècle. Les médecins des princes allemands étaient obligés de visiter chaque matin l'urine de leurs malades. Tout praticien qui aurait négligé d'examiner cette sécrétion aurait passé pour un ignorant, mais aujourd'hui ce système est complétement abandonné par les gens instruits et par les médecins qui se respectent. Cependant on trouve encore dans quelques villages dont la civilisation est arriérée, des médicastres qui

prétendent reconnaître le sexe et la maladie de leurs clients par l'inspection des
urines. Voilà comment s'y prenait un charlatan de village pour tromper ses nombreux partisans. Une petite fenêtre faisait
communiquer son cabinet avec la salle d'at-
tente où les porteurs d'urine étaient habile-
ment interrogés par sa femme sur l'âge et
le sexe des malades et sur les symptômes qu'ils
avaient présentés, et quand l'uromancien,
l'oreille appliquée sur le judas, avait recueilli
tous les renseignements dont il avait besoin,
le commissionnaire était introduit. A l'inspection de la fiole, le médicastre reconnaissait
la maladie, comme bien vous pensez, et prescrivait les remèdes qu'il convenait de faire.
Les bons paysans, tout ébahis, soldaient li-
béralement, et s'en allaient en remerciant le
ciel de leur avoir donné un médecin si savant
et si extraordinaire.

Un système séméiologique uniquement
basé sur l'étude des urines est une impossi-
bilité médicale, mais nous devons avouer que
l'examen de la sécrétion urinaire fournit des
signes importants à la médecine. Les modernes ont démontré combien il est nécessaire
de connaître les caractères chimiques et
physiques de ce liquide lorsqu'on veut

établir le diagnostic des maladies des reins et
du foie, et en particulier de la variété d'hy-
dropisie, qui a été signalée par Brigth et Chris-
tison ; il faut donc se garder de tourner l'inspection des urines en ridicule, comme on l'a
fait autrefois.

§ XXXII.

La cabalistique nous a légué les colliers
contre les coliques et les convulsions , les
amulettes vantées par les bonnes femmes et les
paroles mystérieuses que prononcent les sorciers : toutes choses dont le moindre inconvénient est d'être inutiles.

§ XXXIII.

Autrefois, Messieurs , et ces temps ne sont
pas très-loin de nous, on voyait les popula-
tions de France abandonner leurs travaux au
commencement de chaque printemps , et
courir chez le barbier ou l'apothicaire. Aux
jours indiqués par l'almanach (1), on prenait
un purgatif ou bien on livrait son bras à la
lancette du chirurgien. Cette coutume est
généralement abandonnée aujourd'hui ; cependant les villageois auvergnats n'y ont pas

____

(1) Cette coutume nous vient de la médecine astrologique.

complétement renoncé. On ne saurait trop blâmer cette thérapeutique préventive. Quand on se porte bien, qu'on n'éprouve aucun symptôme qui annonce une maladie imminente, on ne doit pas risquer de perdre sa santé en faisant des remèdes.

§ XXXIV.

Jusqu'à présent, j'ai fait une large part aux médecins dans l'histoire des erreurs relatives à la pathologie, je vais maintenant vous signaler quelques préjugés thérapeutiques, dont l'idée première appartient au peuple.

§ XXXV.

On ne peut vivre sans manger, tel est l'aphorisme invariable que le peuple applique dans tous les cas et dans toutes les circonstances, qu'il indique aux gens bien portants comme aux malades. Quand la nature le condamne à la diète en lui ôtant l'appétit, il mange pour ne pas mourir de faim. Tous les jours il voit les enfants refuser toute espèce de nourriture, et demander des boissons aqueuses pendant la période aiguë de leurs maladies, il voit les animaux se guérir par l'abstinence et le repos, et l'on ne peut lui persuader que la diète, le repos et les boissons aqueuses doivent former la base des traitements des maladies inflammatoires. Qu'il fasse usage de sa raison, qu'il observe sans prévention, et l'expérience lui aura bientôt appris que les aliments entretiennent et augmentent la fièvre, et qu'en donnant à manger aux individus qui en sont atteints, on recule l'époque où l'on pourra les nourrir sans inconvénient.

§ XXXVI.

Les moyens simples et naturels ne sont pas du goût des personnes étrangères à l'art de guérir; il leur faut de l'extraordinaire. Elles se tourmentent, elles se creusent l'imagination pour trouver des remèdes nouveaux, qui entravent souvent la guérison au lieu de la favoriser. Consultez les bonnes femmes sur les moyens qu'on doit opposer aux plaies superficielles qui sont produites par un instrument tranchant, celle-ci vous conseillera le persil, celle-là le dictame, une autre la joubarbe, une quatrième l'eau salée, etc...

Toutes ces substances sont inutiles : lavez la blessure pour enlever les corps étrangers qui la salissent, arrêtez le sang en versant sur les parties lésées de l'eau froide pure, ou mêlée une petite quantité d'eau-de-vie ou d'eau vulnéraire ; rapprochez les lèvres de la solution de continuité, et la nature se chargera de les agglutiner. Les corps étrangers qu'on met dans les plaies ne font que les irriter et les empêcher de guérir par première intention.

§ XXXVII.

La pathologie populaire fait jouer un grand rôle aux vents entre cuir et chair. Toute douleur aiguë et passagère ayant son siége dans les parois abdominales ou thoraciques, appartient à cette classe de maladies. Cette hypothèse est probablement née du rapprochement que le peuple a dû faire entre les souffrances, qui sont l'effet des pneumatoses intestinales (1) et les douleurs névralgiques ou rhumatismales, qui occupent l'un des points du ventre ou de la poitrine. Des effets identiques ont conduit à admettre une cause semblable. Cette conclusion est essentiellement fausse, car il n'y a pas de gaz épanchés au-dessous de la peau dans les affections qu'on attribue à des vents *entre cuir et chair*. La seule altération qui pourrait mériter ce nom

---

(1) Coliques venteuses.

populaire est l'emphysème sous-cutané ; mais cet état morbide est très-rare, et présente des caractères tout à fait différents.

§ XXXVIII.

Les rhumatismes sont d'une grande utilité dans les pays humides ou exposés à des changements brusques de température, pour expliquer les douleurs névralgiques ou musculaires qu'on y observe si fréquemment. Mais il ne faut pas abuser de cette ressource ; il ne faut pas surtout, leur attribuer les douleurs qui tourmentent si souvent les phthisiques, il ne faut pas épuiser les poitrinaires par des voyages longs et fatigants, pour les envoyer prendre des bains d'eaux thermales qui ne peuvent faire cesser leur maladie.

Puisque la médecine n'est point encore parvenue à guérir *la phthisie confirmée*, laissez les malheureux qui sont affectés de cette maladie, mourir en paix dans leur maison, et ne les envoyez pas dans des vallées dont l'air trop vif et trop humide, ne peut convenir à leur poitrine délicate.

§ XXXIX.

Quoique le système homœopathique soit une invention moderne, il a déjà été jugé en dernier ressort, ce qui me permettra de vous en dire quelques mots. Il faut l'avouer, Messieurs, la thérapeutique des infiniment petits est une de ces plaisanteries médicales dont nous devrions rire s'il s'agissait d'une chose purement spéculative, mais que nous devons sérieusement repousser, parce qu'elle peut compromettre la vie des hommes. Il est vrai de dire que l'homœopathie n'est pas nuisible dans les cas où la nature guérit les malades sans que l'art ait besoin d'intervenir, et ces cas sont heureusement très-nombreux ; mais il est d'autres maladies qui deviendraient promptement funestes, si l'on se contentait de leur opposer des décillionièmes homœopathiques. Que voulez-vous que produise la nouvelle thérapeutique, quand elle est appelée à combattre des congestions cérébrales, des fluxions de poitrine graves ou des fièvres intermittentes pernicieuses?

Il me suffira de vous exposer les bases de la thérapeutique moléculaire, pour vous en montrer la nullité.

Remontons d'abord à l'étymologie du nom imposé au nouveau système. Traitement homœopathique veut dire traitement par des remèdes capables de produire une maladie semblable à celle qui existe. Si l'on prenait ces

mots à la lettre, on devrait opposer l'inoculation du virus variolique à la petite vérole;
l'extrait de pavot à l'empoisonnement par l'o-
pium; l'acide sulfurique à l'empoisonnement
par le vitriol, c'est-à-dire qu'on devrait ajouter une minime quantité de cause morbide
pour guérir les effets d'une plus grande quantité de la même cause morbide. L'homœopathie n'a pas tout à fait atteint ce degré d'absurdité. Si l'on parcourt la pharmacopée de
Hannemann, on reconnaît que ce célèbre
médecin ne prescrit pas des remèdes pouvant
produire des affections semblables, mais seulement analogues.

C'est dans les ouvrages des *médecins ordinaires* que le docteur Hannemann a puisé les
faits qui l'ont conduit à la découverte de
l'homœopathie. Mais ces faits, il les a inter-
prétés autrement que nous ne le faisons.

Les thérapeutistes savent très-bien que le
quina guérit les maladies intermittentes, mais
ils ignorent la manière d'agir de ce médicament. Le docteur allemand leur a appris que
la guérison avait lieu parce que cette substance administrée à un homme sain, détermine des fièvres quartes, tierces et quotidiennes. Les médecins ordinaires guérissent les
fièvres d'accès avec un ou deux gros de qui-

na ; Hannemann dit que ces doses sont dangereuses, et que c'est bien assez d'un dix millionième de grain. Tous les jours nous nous empoisonnons, sans nous en apercevoir, avec six ou huit grammes de café ; Hannemann veut qu'on donne ce remède à la dose d'un vingt millionième de décigramme. Certes, on ne peut pas dire que ces remèdes puissent être nuisibles.

Si je consulte mes notes sur les effets du quinquina employé chez des hommes sains ou affectés d'une maladie chronique et apyrétique, je trouve qu'un grand nombre d'individus ont pris des doses considérables de ce médicament sans présenter les effets qu'Hannemann lui attribue. A l'époque où j'étais attaché en qualité d'élève à l'hôpital Saint-Louis de Paris, un garçon de pharmacie a vidé plusieurs fois le flacon au vin de quina ; il s'est grisé avec cette liqueur sans en être incommodé, sans offrir le plus léger accès de fièvre. J'ai vu aussi, dans le même établissement, un grand nombre de scrophuleux prendre chaque jour deux à quatre onces de vin ou de sirop de quina sans que leur santé en souffrît. Comment expliquer ces faits ? Est-ce, par hasard, que le quina agirait en Allemagne autrement qu'en France ?

Je vais maintenant vous dire comment on prépare les globules homœopathiques (1).

« Hannemann indique de la manière suivante le nouveau mode de préparation, tant des médicaments antipsoriques que de quelques autres moyens, comme le carbonate de baryte, le carbonate de chaux, la silice, le carbonate de soude, le sel ammoniac, le carbonate de magnésie, le charbon de bois, le charbon animal, le graphite, le soufre, l'antimoine cru, l'or, le platine, le fer, le zinc, le cuivre, l'argent et l'étain.

» On prend un grain de la poudre de ces substances (ou une goutte si c'est un liquide), et on le met sur environ le tiers de cent grains de sucre de lait pulvérisé dans une capsule de porcelaine ; on mêle ensemble les deux poudres avec une spatule d'os ou de corne, et on broie le mélange avec une certaine force pendant *six minutes* ; puis pendant *quatre autres minutes* on presse la masse avec le pilon contre le fond de la capsule pour la rendre bien homogène, et l'on continue pendant *quatre minutes* à la broyer avec une force égale sans y

____

(1) Voyez l'exposition de la doctrine homœopathique ou organon de l'art de guérir, par sieur Hannemann, traduction de Jourdan, 1832, page 439.

rien ajouter. Cela fait, on consacre encore
quatre minutes à la presser de haut en bas et de
bas en haut avec le pilon, et on la dépose sur
le second tiers de sucre du lait auquel on la
mêle un instant avec la spatule ; on la broie
d'une manière égale pendant *six minutes*,
puis on la presse encore pendant *quatre*, et
enfin on la rebroie de nouveau avec force
pendant *six autres* ; alors, après avoir consacré *quatre autres* minutes à la presser, on y
ajoute le dernier tiers du sucre de lait qu'on
y mêle bien au moyen de la spatule, et on
termine l'opération en broyant fortement
pendant *six minutes*, pressant pendant *quatre*
et rebroyant pendant *six*. La poudre ainsi
obtenue est conservée dans un flacon bouché
qui porte le nom de la substance avec la suscription $\overline{100}$, indiquant que le remède qu'il
contient est à la centième puissance.

» Pour élever la substance à la dix millième
puissance on prend un grain de la poudre $\overline{100}$,
on la met dans la capsule avec le tiers de cent
grains de sucre de lait récemment pulvérisé ;
on mêle le tout ensemble avec la spatule, et
l'on procède comme ci-dessus, en ayant soin
que chaque tiers soit deux fois broyé avec
force pendant *six minutes* chaque fois, et
pressé dans l'intervalle pendant environ qua-

tre minutes, avant qu'on ajoute le second et le troisième tiers du sucre de lait, après l'addition de chacun desquels on recommence de la même manière. Tout étant fini on met la poudre dans un flacon bouché avec la suscription 10,000, indiquant que la matière médicinale se trouve au dix millième degré de dilution.

» En agissant de même avec un grain de cette nouvelle poudre on l'a porté à I, c'est-à-dire à la millionième puissance.

» Ainsi chaque dilution exige six fois six minutes de broiement et six fois quatre minutes de frottement, ce qui fait plus d'une heure pour chacune.

» Pour établir de l'uniformité dans la préparation des médicaments homœopathiques, et notamment des antipsoriques, au moins sous forme de poudre, il est nécessaire que toutes les substances médicinales soient amenées à la millionième puissance *ni plus ni moins*. De cette manière on a ensuite un point de départ fixe pour préparer les dissolutions, et les dilutions nécessaires de ces dissolutions. Tous les médicaments qui ont été amenés en poudre à la millionième puissance se dissolvent dans l'eau et dans l'alcool, et peuvent ainsi être réduits sous forme liquide.

» La première dissolution ne peut point avoir lieu avec de l'alcool pur, parce que le sucre de lait ne se dissout point dans ce véhicule. On l'opère donc au moyen de l'alcool aqueux, que l'on prépare d'une manière uniforme en mêlant ensemble *par dix secousses*, c'est-à-dire *par dix tours de bras*, cent gouttes d'eau distillée et cent gouttes d'alcool absolu, tous deux à la température des caves.

» On verse cent gouttes de l'alcool aqueux ainsi préparé sur un grain de la poudre médicamenteuse amenée à la millionième puissance ; on bouche le flacon, on le tourne lentement sur lui-même jusqu'à ce que la poudre soit dissoute et on le secoue deux fois, c'est-à-dire par deux tours de bras. Cela fait, on met le nom du médicament sur le flacon avec la suscription $\overline{100}\text{I}$; une goutte de cette liqueur qu'on fait tomber dans 99 gouttes d'alcool pur, après quoi on bouche le flacon et on lui imprime deux secousses, donne un médicament que l'on marque $10,\overline{000}\text{I}$; une autre goutte de celui-ci qu'on secoue également deux fois dans un flacon avec 99 ou 100 gouttes d'alcool pur, procure un nouveau médicament auquel on donne pour signe II ; on continue de même pour toutes les dilutions qui doivent être portées à des degrés supérieurs de puissance, en ne donnant chaque fois que deux secousses au mélange. »

On a fait observer à Hannemann qu'il serait bien plus économique, pour obtenir les drogues homœopathiques, de verser quelques grammes de substance médicamenteuse dans le lac de Genève, et de puiser ensuite dans ce vaste réservoir les gouttes de liquide qui lui servent à préparer ses globules et ses potions. Mais Hannemann a répondu « que quand on prépare un remède homœopathique, on ne se contente pas d'ajouter une petite quantité de médicament à une grande quantité de liquide non médicamenteux, ou tout au plus de les mêler légèrement ensemble; bien au contraire, non-seulement les secousses et le frottement rendent le mélange plus intime, mais encore, ce qui est le point capital, il résulte de là un changement surprenant, tout à fait inconnu jusqu'à ce jour, dans le développement des forces dynamiques de la substance qui a été soumise à cette élaboration. »

Ainsi, d'une part, les homœopathes divisent et subdivisent les substances médicamenteuses pour les rendre moins actives; d'autre part, ils les triturent, les frottent et les secouent pour augmenter leur puissance thérapeutique.

La *Gazette médicale* a très-bien résumé les objections qu'on peut adresser au système de Hannemann. « La loi, dit-elle, que le sens commun oppose à l'homœopathie est la suivante : rien ne peut produire quelque chose, ou autrement, il n'y a pas d'effet sans cause. Les homœopathes auront beau se rejeter sur le nombre infini de tours de bras, de manipulations, de dilutions et autres précautions ou mystifications de la même espèce, il n'en restera pas moins vrai, au point de vue du sens commun, que des substances réduites à zéro d'existence par les décillionièmes homœopathiques, n'ont plus d'autre vertu que celle du merveilleux qui leur sert de véhicule. Nous ne nions pas que ce véhicule soit infiniment propre à frapper l'imagination des malades, et par conséquent capable de produire des résultats bons ou mauvais, mais c'est à cela que se réduit la puissance médicatrice de la doctrine et des remèdes de Hannemann ; et considéré sous ce point de vue, ce réformateur ne serait que le plagiaire du Grand-Albert, du grand Saint-Hubert, des exorciseurs et autres prestidigitateurs de même force (1). »

---

(1) Gazette Médicale, 1833, page 663.

Je citerai, à l'appui de cette réfutation, le résultat des expériences faites à Lyon par l'un des homœopathes français les plus célèbres.

Dans le courant du mois d'avril 1852, M. Pointe, professeur à l'Hôtel-Dieu de Lyon, mit à la disposition du docteur Guérard, une salle de trente lits. Il fut libre d'y choisir le nombre des malades qui lui conviendrait, et de faire toutes les prescriptions qu'il croirait utiles pour le plus grand succès de la doctrine médicale de Hannemann. M. Pointe n'y mit qu'une seule condition ; c'est que les visites seraient faites tous les jours à des heures indiquées d'avance, afin que toutes les personnes qui voudraient y assister le pussent librement. Quinze personnes atteintes de maladies aiguës ou chroniques (affections fébriles, pneumonies, érysipèle, catarrhe pulmonaire, rougeole, ictère, diabetès, etc.) furent désignées par Guérard, et chaque jour, en présence d'une soixantaine d'élèves et de quelques médecins de la ville, il examina les malades avec soin, *administra lui-même* les doses homœopathiques, et prescrivit le régime. Ces expériences ont duré dix-sept jours, et n'ont cessé que parce que le médecin expérimentateur s'est volontairement retiré.

Pendant ce laps de temps aucun résultat avantageux, aucun amendement qu'on ne pût attribuer raisonnablement qu'à la méthode homœopathique, n'a été observé. Guérard, interpellé plusieurs fois sur ce sujet, en est lui-même convenu (1). Plus tard, ce médecin a imputé ce défaut de succès à l'action des miasmes délétères toujours abondants dans un hôpital, et dont il n'a pu défendre ses malades. Il fallait bien donner une raison bonne ou mauvaise, ou s'avouer vaincu; ce dernier aveu est impossible.

Les partisans de l'homœopathie opposeront sans doute à ces faits, que les élèves d'Hannemann guérissent quelquefois leurs malades; sans doute, ils guérissent ceux qui guériraient sans médecin; ils guérissent encore les malades imaginaires, quelques hypocondriaques, quelques affections nerveuses, quelques gastrites chroniques. Le régime chez les uns, l'imagination chez les autres opèrent ces cures merveilleuses qui ont fait la fortune des nouveaux réformateurs. Je ne nie donc pas les succès des homœopathes; mais je nie d'une manière absolue l'efficacité de leurs remèdes.

______

(1) Gazette Médicale, 1833, p. 709.

Les critiques ont divisé les sectateurs de la nouvelle doctrine en deux classes : la première renferme les hommes de bonne foi, qui croient aveuglément à la vertu des décillionièmes homœopathiques : c'est à ceux-ci que s'adresse la réfutation qui précède. La seconde comprend les praticiens à conscience élastique, qui emploient concurremment la médecine d'Hannemann et celle d'Hippocrate, qui saignent dans les inflammations (ce qui n'est pas homœopathique) et administrent fréquemment les remèdes les plus actifs à des doses très-élevées ; ceux-là ne méritent pas qu'on les réfute. Ce sont des charlatans brevetés, qui se couvrent du masque de l'homœopathie pour attirer certains clients toujours aux aguets des nouveautés médicales.

J'ai ouï parler d'un homœopathe de cette sorte qui a employé la strychnine en si grande quantité, que la mort du malade a été attribuée à l'administration de cette substance. Nous devons supposer, d'après cela, que les médicaments dont se servent les médecins qui ont arboré la bannière d'Hannemann, ne sont pas toujours des globules de bon aloi.

Les effets des agents thérapeutiques sont prévus par ces charlatans avec une grande habileté. Si le malade souffre moins après avoir pris un globule, l'amélioration est attribuée à l'action bienfaitrice du remède; s'il souffre davantage, cela tient à ce que le remède agit; le mieux viendra plus tard. Aucun médecin, jusqu'à présent, n'avait songé à mettre à profit ce raffinement de charlatanisme.

Il est un autre argument non moins astucieux, et qui est également à l'usage des disciples d'Hannemann. Les médicaments homœopathiques, disent-ils, sont dilués, divisés et atténués de telle sorte, qu'ils n'ont aucune action nuisible; quand, par suite d'une erreur, ils sont administrés à contre-temps, et qu'ils agissent au contraire avec la plus grande efficacité, lorsqu'on les oppose aux maladies semblables à celles qu'ils peuvent produire, alors, ils vont chercher le mal dans toute l'économie, ils le prennent corps à corps, l'éliminent ou le détruisent.

Cette opinion est l'expression incomplète des faits; pour dire la vérité tout entière, ils auraient dû ajouter que les décillionièmes homœopathiques sont complétement innocents du mal et du bien qu'on leur attribue.

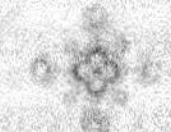

QUATRIÈME PARTIE.

Des erreurs populaires relatives aux personnes qui exercent la médecine.

§ XL.

Depuis bien des années, le domaine médical est envahi et pillé par des faux frères qui se couvrent du masque d'Hippocrate pour exploiter la crédulité publique.

D'une part, le marchand d'orviétan étale sur son mobile comptoir ses remèdes à tous maux ; d'autre part, les charlatans de toutes espèces couvrent nos murs d'annonces emphatiques et mensongères ; et quoique le passé nous ait révélé les mille supercheries des jongleurs en habits galonnés, et les fausses promesses des fabricants de remèdes secrets, l'inutilité des pratiques superstitieuses des sorciers, et les manipulations dangereuses des rebouteurs, le peuple ignorant et crédule se laisse prendre chaque jour à ces amorces usées.

Est-il raisonnable et juste de tolérer de pareils abus ? Telle est la question que je me propose d'examiner dans la dernière partie de mon travail ; je m'occuperai ensuite des accusations qu'on a portées contre la médecine et les médecins.

§ XLI.

Messieurs, il y a en France certaines professions qu'on ne peut exercer qu'après avoir subi des examens où l'on est appelé à faire preuve de connaissances spéciales ; mais parmi ces professions, les unes sont placées sous la protection du gouvernement qui fait respecter leurs priviléges, telles sont celles d'avocat et de notaire, les autres sont abandonnées au caprice de la foule ignorante, telles sont celles de médecin et de pharmacien. C'est-à-dire que dans un pays où l'on a proclamé l'égalité des citoyens devant la constitution, il y a deux mesures et deux balances ; la mesure des faibles et la mesure des forts ; la balance qui pèse les droits des médecins qui sont sans défenseurs auprès du pouvoir, et la balance qui pèse les droits des avocats qui sont tout-puissants dans le parlement français (1).

---

(1) C'est sans doute pour les mêmes raisons que les médecins payent patente, et que les avocats sont exemptés de ce tribut.

La législation qui nous régit, oblige les citoyens qui veulent exercer l'art de guérir, à faire des études longues et pénibles, à subir des épreuves difficiles et dispendieuses, à payer une patente dont le prix est très-élevé, et les tribunaux refusent leur protection aux médecins dont l'école a reconnu la compétence, et auxquels les ministres ont vendu un brevet de capacité.

La loi du 19 ventôse an XI défère aux tribunaux tout individu exerçant l'art de la médecine sans avoir de diplôme, certificat ou lettre de réception en bonne forme, et cette loi n'est jamais appliquée, quelque avéré que soit l'exercice illégal de la médecine ou de la chirurgie.

Je pourrais vous citer un paysan qui tient un cabinet de consultation ouvert à tout venant, dans la ville de notre département qui possède la plus riche collection des légistes de l'Auvergne; et ces légistes qui sont nommés et payés pour veiller à l'exécution des lois, permettent à un homme sans instruction et sans titres d'exercer publiquement la chirurgie.

J'ajouterai que tous les jours et dans toutes les villes de la France, la police autorise les charlatans à vendre des remèdes et à traiter

des malades sur la place publique. Si l'on
veut abandonner la cité médicale au pillage,
il faut alors déclarer que l'exercice de la
médecine est libre; il faut laisser à chacun
le droit d'exercer l'art de guérir, sans avoir fait
des études préalables; il faut cesser de faire
peser sur les médecins des charges onéreuses
et injustes.

Je trouve très-naturel que la société exige
des docteurs des preuves de savoir, qu'elle
prévienne par tous les moyens possibles les
erreurs qui leur échappent; qu'elle punisse
même les fautes qu'ils commettent quelquefois; mais lorsqu'elle a dit à une classe d'hommes, vous avez seuls le droit d'exercer la médecine, elle doit tenir sa promesse, et faire
respecter les priviléges qu'elle a accordés.

§ XLII.

Passsons maintenant à l'examen du charlatanisme et des remèdes secrets.

L'ignorance et la crédulité des masses, telles
sont les mines inépuisables que le charlatanisme exploite depuis que le monde existe, et
qu'il exploitera probablement tant qu'il y
aura des hommes. Croyez-vous que le peuple
soit blâmable lorsqu'il se livre aux hasards

d'une thérapeutique inconnue, lorsqu'il ac-
corde une confiance aveugle à des hommes
dont il ignore les capacités, et qui le plus or-
dinairement sont dénués de toute instruction
médicale? Non, Messieurs, les vrais coupa-
bles sont ceux qui refusent de prendre les
mesures nécessaires pour empêcher qu'on le
trompe.

« Lisez ce qu'on placarde sur les murs de
nos villes, parcourez les mille imprimés que
la poste distribue continuellement, écou-
tez les bruits mensongers des ignorants, les
propos des compères, les prétentions des hommes habiles à captiver le public pour fouiller
impunément dans sa bourse, et dites s'il est
toujours facile d'éviter le large guêpier du
charlatanisme, quand on est ignorant (1)? »

Je ne suis pas assez versé dans la science du
charlatanisme pour vous en peindre toutes les
formes et pour vous en dévoiler tous les mys-
tères ; mais je vais vous en esquisser les
principaux traits.

Je me bornerai, pour ce qui regarde les
herboristes qui exercent la médecine en plein
air, à vous raconter l'histoire d'un médicastre

---

(1) Gazette Médicale, 1835, p. 146.

ambulant, auquel l'Auvergne peut se glori-
fier d'avoir donné naissance.

Le fils d'un tisserand, qui ne savait ni lire
ni écrire, et qui avait appris à arracher les
dents pendant qu'il était garçon d'amphi-
théâtre à l'Hôtel-Dieu de Paris, s'engagea,
comme musicien, dans la troupe d'un charlatan, parvint à s'emparer des secrets de son
maître, le quitta, et se rendit dans l'une des
écoles les plus obscures de la France, où un
élève instruit se chargea, pour une somme
considérable, d'acquérir en son nom le titre
d'herboriste.

Armé de sa patente, l'ancien tisserand parut
quelques années plus tard sur nos places publiques, où il arrachait les dents avec un sabre,
vendait un baume pour les douleurs, un ver-
mifuge immanquable, et un élixir pour tous
les maux.

Cet homme, sans instruction, a eu l'impu-
deur de débiter ses drogues jusque dans les
villages qui avoisinent sa ville natale, et il y
a trouvé des malades assez fous pour se confier à ses soins (1). Celui-là, Messieurs, vous
donnera la mesure des gens de cette espèce.

____

(1) Ce fait est historique.

Vous trouverez peut-être intéressant de pénétrer les motifs qui ont engagé quelques médecins sans avenir à traîner leur robe de docteur dans la boue du charlatanisme? L'observation suivante qui nous a été transmise par le docteur Mead, répondra, je pense, à vos désirs, et confirmera ce que je vous ai dit précédemment.

Un homme qui ne manquait pas d'instruction s'était fait charlatan, et avait dressé ses tréteaux dans une des rues les plus fréquentées de Londres. Le célèbre Mead, affligé qu'une personne douée d'une certaine intelligence se prostituât à un tel métier, lui conseilla un jour de le quitter : « Combien pensez-vous qu'il passe d'hommes par jour dans Hannoversquare, lui dit l'empirique? Vingt mille, répond le docteur. — A quelle quantité estimez-vous le nombre de ceux qui jouissent d'un sens droit et d'un jugement sain? — A cinq cents. » La proportion était évidemment trop forte, et après quelques explications il fut convenu d'un commun accord, que sur les vingt mille passants, il peut bien y en avoir dix de raisonnables. « Laissez-moi alors, dit le charlatan, prélever sur les 19,990 le tribut qu'ils me doivent ; je ne m'oppose point à ce que les dix autres vous accordent une

confiance certainement bien méritée (1) ? »
Vous conviendrez qu'on ne peut pas avoir
une plus mauvaise opinion du peuple.

Vous le voyez, Messieurs, il n'est pas nécessaire pour captiver la confiance d'être savant, d'avoir ruiné sa santé dans les amphi-
théâtres et perdu son temps auprès des malades dans les hôpitaux ; il suffit d'avoir de
la hardiesse, une certaine facilité d'élocu-
tion, un organe sonore et un extérieur avantageux. Vous êtes ignorant, et vous désirez
faire fortune en exerçant la médecine ; rien
n'est plus facile. Allez dans quelque faculté
peu connue, vous y trouverez un habile qui,
moyennant rétribution, passera vos examens,
et prendra en votre nom le titre d'herboriste ;
achetez alors des chevaux et un tambourin ;
promenez votre savoir faire dans une belle ca-
lèche ; publiez votre mérite à son de trompe ;
flattez les préjugés du peuple ; extirpez adroitement les cors aux pieds et les dents gâtées ;
ayez un remède pour les vers, un onguent
pour les douleurs, un élixir pour les maux
d'estomac, et vous verrez la foule accourir,
et vous verrez l'argent pleuvoir sur le tablier

____

(1) Richerand, Erreurs médicales.

de votre voiture. *Ne craignez rien, la loi restera muette. Le charlatanisme est toléré, il peut
spéculer à son aise sur la faiblesse et la crédulité publiques. Rien ne l'arrête, rien ne l'entrave.*
Tout chevalier d'industrie dont le nom est
inscrit sur une patente d'herboriste tant bien
que mal acquise, a le droit de vider impunément les poches du peuple.

§ XLIII.

Le merveilleux qui entoure les remèdes
secrets, les charlatans et les sorciers, con-
tribue aussi beaucoup à les mettre en faveur.
Enlevez aux hommes et aux médicaments le
mystère qui les environne, et vous verrez
l'enthousiasme des admirateurs se calmer
comme par enchantement.

En 1728, un fameux charlatan, nommé
Villars, confia à quelques amis que son on-
cle qui avait vécu près de cent ans, et qui
n'était mort que par accident, lui avait laissé
le secret d'une eau qui pouvait aisément pro-
longer la vie jusqu'à cent cinquante années,
pourvu qu'on fût sobre. Lorsqu'il voyait passer un enterrement, il levait les épaules de
pitié. Si le défunt, disait-il, avait bu de
mon eau, il ne serait pas où il est. Ses amis

auxquels il en donna généreusement , et
qui observèrent un peu de régime, s'en trou-
vèrent bien et le prônèrent. Alors, il ven-
dit la bouteille six francs ; le débit en fut
prodigieux. C'était de l'eau de Seine avec
un peu de nitre. Ceux qui en prirent et qui
s'astreignirent au régime prescrit, surtout
ceux qui étaient nés avec un bon tempérament, recouvrèrent en peu de jours une
santé parfaite. Il disait aux autres : « C'est
votre faute si vous n'êtes pas entièrement
guéris ; vous avez été intempérants et incon-
tinents ; corrigez-vous de ces deux vices,
et vous vivrez cent cinquante ans pour le
moins. » Quelques-uns se corrigèrent, la fortune de ce bon charlatan s'augmenta comme
sa réputation. L'abbé de Pons l'enthousiaste
le mettait fort au-dessus du maréchal de Villars. « Il fait tuer les hommes, lui disait-il,
et vous les faites vivre. »

On sut enfin que l'eau de Villars n'était
que de l'eau de rivière , on n'en voulut plus,
et on alla à d'autres charlatans. (Voltaire.)

Les découvertes thérapeutiques utiles sont
bien rares ; dans la foule des remèdes secrets
prônés par les journaux, il en est bien peu
qui soient réellement efficaces et utiles.

Depuis l'institution de l'Académie de mé-

decine, c'est-à-dire, depuis près de treize ans,
cette société a condamné environ sept à huit
cents remèdes secrets. Trois ou quatre seulement ont été accueillis. On est d'abord frappé
de pareils jugements ; eh bien, un académi-
cien en qui on peut avoir toute confiance,
et qui fut long-temps membre de la commis-
sion des remèdes secrets, assure que justice
sévère et complète a été faite. Il est difficile
de se faire une idée jusqu'à quel point le
charlatanisme compte sur la sottise et la faiblesse humaines. Il connaît bien ce terrain,
et il l'exploite à merveille. On trouve des remèdes secrets ayant le cachet le plus marqué
d'extravagance et d'ineptie, et que leurs in-
venteurs ne manqueraient pas de vendre. Par
exemple, on a demandé l'autorisation de débiter un remède excellent pour les fièvres,
les tumeurs au genou et les coups de serpette.
Un dégraisseur a présenté un médicament
propre à diminuer l'embonpoint, etc. (1).
On n'en finirait pas, si l'on voulait énumérer toutes les sottes inventions que l'esprit
commercial a soufflées aux ambitieux qui
veulent s'enrichir, même aux dépens de la
santé de leurs concitoyens.

---

(1) Gazette Médicale, 1833, p. 392.

Il y a une distinction importante à établir entre les remèdes secrets ; les uns sont peu actifs , les autres appartiennent à la classe des médicaments énergiques et dangereux.

Les premiers n'ont qu'un seul inconvénient, c'est celui de laisser les malades dans un état de sécurité qui n'est pas toujours sans danger. Je rangerai parmi ces remèdes les sirops adoucissants et les pâtes pectorales de toutes espèces, qui ne valent ni plus ni moins que les médicaments dont on trouve la formule dans les pharmacopées et les globules homœopathiques , dont l'innocuité ne peut être mise en doute. Il n'en est pas de même des remèdes actifs ; ceux-là sont d'autant plus dangereux qu'ils sont maniés par des mains inhabiles.

Le purgatif Leroy, par exemple, est un drastique très-violent, qui peut être utile lorsqu'on l'emploie à propos, et qui, prescrit comme remède universel, peut occasionner et occasionne des accidents graves, et même la mort.

J'ai connu une dame qui s'est administré le remède Leroy d'après le conseil de l'une de ses parentes, et qui est morte d'une dysenterie qui avait été occasionnée par cette médecine.

La grande vogue dont ce remède a joui pendant quelques années , ne peut s'expliquer que par les circonstances au milieu desquelles il a paru.

Lorsque le physiologisme eut détrôné les doctrines humorales, les médecins devinrent tellement respectueux pour la muqueuse intestinale, qu'ils n'osèrent plus administrer des purgatifs. Il fut alors très-difficile de traiter efficacement certaines maladies auxquelles on opposait autrefois les laxatifs et les drastiques. Le remède Leroy parut; il eut quelques succès chez des malades que les médecins Broussaisistes n'avaient pu guérir, et aussitôt ce moyen devint une panacée universelle. Il fut employé à tort et à travers par la foule ignorante, qui n'a été guérie de son admiration exagérée qu'après avoir vu de nombreux malades mourir victimes de l'invention du célèbre charlatan parisien.

§ XLIV.

Le meilleur moyen de détruire le charlatanisme serait de faire une application sévère de la loi, d'empêcher les herboristes ambulants d'exercer leur funeste industrie, et de s'opposer d'une manière absolue à la vente des remèdes secrets. Si le gouvernement suppose que des hommes étrangers à la médecine puissent faire des découvertes utiles, qu'il les achète après les avoir fait essayer ; qu'il expose au grand jour de la publicité, tous ces moyens thérapeutiques, qui n'ont d'autres garanties de leur efficacité que les articles payés des journaux et les prospectus des marchands (1). S'il se trouve dans la foule de ces médicaments quelque composition réellement utile, et qui résiste aux épreuves de l'expérience, qu'il en récompense l'auteur et qu'il en publie la recette, et alors toute la France pourra jouir de cette précieuse découverte.

§ XLV.

Au seizième siècle, les hommes les plus éclairés, les personnages les plus distingués, croyaient aux magiciens, aux sorciers et aux démoniaques, de la meilleure foi du monde.

A. Paré, l'un des chirurgiens les plus ins-

______

(1) Il faut bien se garder d'ajouter foi aux paroles des charlatans, lorsqu'ils invoquent l'autorité de quelques hommes célèbres de la capitale, qui négligent de désavouer les faiseurs de prospectus. J'ai acquis la certitude que la plupart des lettres sur lesquelles est basée la réputation des remèdes secrets sont fausses et supposées.

truits de cette époque , raconte qu'il a vu faire
à un imposteur et enchanteur, en la présence
du roi Charles IX et de messeigneurs les ma-
réchaux de Montmorency , de Retz et le sei-
gneur Lanzac , de M. Mazille , premier
médecin du roi, et de M. de Saint - Pris ,
valet de chambre , *plusieurs choses qui sont
impossibles aux hommes sans l'astuce du diable
qui déçoit notre vue et nous fait apparaître chose
fausse et fantastique.* « Ledit enchanteur ,
ajoute Paré, confessa librement au roi que
ce qu'il faisait était par l'astuce d'un esprit,
lequel avait encore temps de trois ans à èstre
en ses liens, et qu'il le tourmentait fort : et
promit au roi, son temps venu et accompli,
qu'il serait homme de bien. »

Depuis bien long - temps ces absurdes
croyances ont été abandonnées par les hommes
instruits; mais elles sont encore vivaces dans
les villages incultes de nos montagnes. Nos
paysans vont encore consulter la devineresse
qui leur prédit l'avenir , et les sorciers qui
les guérissent de leurs maladies, et indiquent
aux conscrits les moyens de tirer un bon nu-
méro. Les montagnards sont bien persuadés
que les sorciers ont la puissance de *jeter des
charmes*, de donner la fièvre et de lire dans
le grand-livre de la destinée ; et les intéressés

saisissent toutes les occasions possibles pour exploiter ces préjugés absurdes.

Certain sorcier, pour entretenir la confiance de ses admirateurs, a eu, dit-on, recours à des moyens criminels. On l'a accusé d'avoir mêlé de la rouille de cuivre au vin que buvait un jeune homme qui se moquait de lui, et qui fut pris peu de temps après d'une diarrhée très-rebelle, ce qui contribua beaucoup à augmenter le respect qu'on avait déjà pour ce dangereux médicastre.

Un de ses confrères ajoutait adroitement des sels purgatifs ou des plantes vénéneuses aux fourrages des bêtes à cornes des gros fermiers, pour avoir l'occasion de les traiter, et lorsqu'il était appelé, il avait recours à une foule de prières et de pratiques superstitieuses qui amenaient promptement la guérison, parce qu'il cessait de donner les substances qui avaient déterminé la maladie.

Il est des cas où la croyance aux sorciers peut avoir des résultats bien plus graves encore.

L'expérience a démontré depuis long-temps que la cautérisation des morsures faites par les animaux enragés, est le meilleur moyen de prévenir l'hydrophobie. Malgré cela on voit encore dans nos montagnes des paysans refuser les secours de la chirurgie, et se contenter des omelettes des sorciers; et quelques jours ou quelques mois plus tard, ils meurent victimes de leur crédulité. On a observé plusieurs exemples de ces déceptions funestes à la suite des événements désastreux qui ont désolé dernièrement la commune de Saint-Germain-l'Herm.

§ XLVI.

Après les sorciers viennent naturellement les rebouteurs, dont les cures sont attribuées tantôt à des sortiléges ou des charmes, tantôt à des secrets de famille.

La nature et le repos viennent souvent en aide à ces charlatans de bas étage, et guérissent les contusions et les entorses légères, sans leur participation; mais il arrive fréquemment aussi, que leurs manipulations imprudentes agravent l'état des malades. Une femme de Chamalières prit une forte entorse en descendant des escaliers. Le rebouteur du voisinage fut appelé, et sous prétexte de remettre les nerfs en place, il tirailla les ligaments, imprima des mouvements brusques au pied, qui agravèrent les souffrances de la malheureuse patiente. Il appliqua ensuite un onguent de sa composition, et annonça en sortant une guérison prochaine.

Ses prévisions furent trompées, car les jours suivants l'articulation devint le siége d'une inflammation très-vive qu'on fut obligé de combattre par les antiphlogistiques et les émollients.

Pour vous donner une idée du talent chirurgical des rebouteurs, je vous citerai encore l'observation d'un homme qui s'était fracturé l'extrémité inférieure du radius, en tombant de cheval. Le rhabilleur de Villeneuve fut consulté; il crut qu'il s'agissait d'un *déboitement du poignet*, et il tenta de réduire la prétendue luxation; n'en pouvant venir à bout, il appliqua sur les parties malades des compresses résolutives et un bandage roulé. La fracture guérit spontanément, mais avec un déplacement qui a rendu l'extrémité inférieure du bras très-difforme. Un autre paysan était tombé sur l'un des côtés de la poitrine; il s'adressa à un médecin qui, après avoir examiné le thorax avec soin, déclara que le malade avait une simple contusion. Revenu chez lui, le bon homme fut entouré de commères qui l'obligèrent à aller consulter le rebouteur. Le malade se mit en route, fit trois lieues à pied sans en être incommodé, et lorsqu'il arriva chez le chirurgien-sorcier, celui-ci lui déclara qu'il avait trois côtes enfoncées, et il lui appliqua un bandage de corps fortement serré. Après quoi, il tourna trois fois autour de son client, prononça quelques paroles magiques, puis il réclama le prix de la consultation. Le paysan paya et revint chez lui très-mécontent du médecin qui lui avait annoncé une maladie légère, et ne lui avait rien demandé, et fort satisfait du rebouteur qui lui avait trouvé trois côtes enfoncées, et lui avait pris son argent. Huit jours plus tard ce paysan avait repris ses travaux ordinaires.

§ XLVII.

Dans tous les temps les médecins et la médecine ont été l'objet de critiques nombreuses, dont il convient d'apprécier ici la portée.

On a dit que la médecine était une science incertaine et hypothétique, et l'on a donné pour preuve de cette assertion, que les médecins sont souvent en désaccord sur la théorie des maladies, qu'ils se trompent dans leurs diagnostics, que leurs remèdes sont quelquefois inutiles, et qu'il est des maladies qu'ils ne sont pas encore parvenus à guérir. Quelques littérateurs, parmi lesquels je placerai Jean-Jacques, sont allés plus loin, car ils ont prétendu que la médecine était plus nuisible qu'utile à la société. Enfin, on a fait valoir les dires des historiens qui ont accusé de scepticisme des médecins célèbres et instruits.

Quoiqu'il puisse entrer bien des erreurs dans la tête d'un homme, je ne puis croire à la réalité de cette dernière accusation. J'estime trop mes confrères pour admettre qu'il y ait parmi eux des médecins incrédules. Je dois le dire, et c'est ma ferme conviction, un homme qui continuerait de pratiquer la médecine, et qui n'aurait point foi dans les remèdes qu'il prescrit, qui vendrait des conseils qu'il saurait être inutiles, qui pénétrerait les secrets des familles dans le but de satisfaire sa curiosité et son ambition, *cet homme serait à mes yeux aussi méprisable que le plus vil fripon.* On l'a dit avec raison, l'incrédulité chez un praticien, est le dernier terme de la forfaiture.

Du reste, s'il y avait réellement des médecins sceptiques, je leur rappellerais ces paroles d'Hippocrate : Il y a des choses utiles, il y a des choses nuisibles (aux malades) ; donc il y a une médecine.

§ XLVIII.

Comme on n'éclaire pas les questions en litige en niant la vérité, je dirai que quelques-unes des accusations portées contre les médecins et la médecine, sont justes, et que les autres sont entachées d'exagération ou d'inexactitude. Il est bien vrai, Messieurs, que nos systèmes sont hypothétiques; il est bien vrai que les théories qu'enfante notre imagination pour expliquer les causes premières des phénomènes physiologiques et pathologiques, sont souvent fort douteuses; mais je vous ferai remarquer que, sous ce rapport, la médecine marche de pair avec les sciences que vous appelez exactes. Quel est donc le physicien qui pourra nous indiquer une théorie positive de l'attraction, des phénomènes électriques et de la lumière? Quel est le chimiste qui nous dira pourquoi deux gaz combinés dans certaines proportions produisent un liquide plutôt qu'un solide? Quel astronome nous apprendra pourquoi les planètes se meuvent autrement que les comètes?

Eh bien! j'ai souvent entendu les personnes du monde accuser les médecins d'ignorance, parce qu'ils ne savent pas ce que c'est que le principe vital, parce qu'ils n'ont point encore donné une bonne théorie de la conception, et parce qu'ils n'ont pas découvert les causes premières des maladies épidémiques et contagieuses; il eût été plus raisonnable de leur dire : « Observez, expérimentez et guérissez ; étudiez avec soin la séméïologie et le pronostic ; perfectionnez vos moyens de diagnostic ; demandez à l'anatomie pathologique la vérification des jugements que vous portez pendant la vie, précisez l'effet des agents thérapeutiques ; et ajoutez moins d'importance aux hypothèses et aux théories.

La médecine moderne a senti la vanité des systèmes et l'utilité de l'observation ; aussi voyons-nous diminuer chaque jour les discussions systématiques qui rendaient autrefois les consultations des médecins si scandaleuses.

§ XLIX.

L'existence d'un grand nombre de maladies peut être annoncée d'une manière positive ; malheureusement il n'en est pas toujours ainsi. Malgré les nouveaux signes inventés ou signalés par les médecins modernes, le diagnostic de quelques affections morbides est en-

core incertain et douteux. Ces cas exception-
nels, qui sont fréquemment la cause des erreurs que commettent les médecins et des
discussions qui les séparent, donnent-ils le
droit d'affirmer que toute la médecine est hypothétique? Non, sans doute; il n'est pas logique de faire partager au tout les reproches
que méritent certaines parties.

§ L.

La thérapeutique et le pronostic n'offrent
pas le même degré de certitude. Ici, Messieurs, ce sont des probabilités qui nous servent de guide. Nous avons vu tel remède agir
efficacement chez un grand nombre de malades quand on l'opposait à une maladie donnée, et nous le prescrivons lorsque nous ren-
controns de nouveau cette maladie.

Nous avons vu telle série de symptômes être
suivie de la guérison, et nous annonçons que
la guérison est probable lorsque nous obser-
vons ces phénomènes ; nos jugements ne sont
pas certains, mais ils sont très-probables, mais
ils approchent d'autant plus de la certitude
que l'on sait mieux les symptômes et la marche de la maladie, que l'on connaît mieux le
tempérament, la constitution et l'idiosyn-

crasie du malade. Qui mieux qu'un médecin peut apprécier toutes ces choses?

§ LI.

Quant à ceux qui nous reprochent de n'avoir point encore trouvé de remèdes pour guérir certains désordres organiques, je leur répondrai avec le docteur P. Bertrand que « la médecine ordonne, répare, mais qu'elle ne refait point; que le pouvoir créateur est hors de son domaine (1). » Quand votre ambition ou celle de vos pères vous a conduits dans des vallées humides et marécageuses, dans des maisons malsaines où votre constitution s'est détériorée, où vous avez contracté des maladies graves que vous avez transmises à vos enfants, vous critiquez les médecins parce qu'ils ne peuvent guérir les maladies héréditaires qui détruisent votre famille; quand vous avez acquis dans les lieux consacrés au libertinage des affections morbides que vous négligez, et dont le germe détériore votre santé et celle de vos descendants, vous dites à la médecine quelle est impuissante et inutile. Oui, elle est quelquefois impuissante; mais

_____

(1) Voyage aux Eaux des Pyrénées.

vous oubliez qu'elle vous a indiqué les moyens de prévenir le mal ; vous oubliez qu'elle vous a dit d'être tempérants et sobres, qu'elle vous a dit de fuir les lieux malsains, de prendre des femmes bien portantes, et si vous ne l'avez pas fait, de quoi vous plaignez-vous ?

Il y a des maladies incurables, cela est vrai ; elles sont malheureusement très-nombreuses. Qu'est-ce que cela prouve ? Qu'il y a des choses contre lesquelles les hommes ne peuvent lutter, qu'il y a des bornes que l'esprit humain ne peut franchir. La botanique, la géologie et la physique renferment aussi des choses inexplicables et inconnues ; pourquoi les médecins sont-ils seuls le but de vos attaques et de vos railleries ?

Les hommes ont un très-grand tort, c'est celui de juger la médecine non par le bien qu'elle fait, mais par celui qu'elle ne peut pas faire.

L'impuissance de l'art dans certaines maladies, est très-réelle, mais elle est compensée par son intervention évidemment salutaire dans un grand nombre de cas.

§ LII.

Maintenant que je vous ai fait toutes les concessions possibles, je dois ajouter que la médecine peut rendre des services importants, même lorsque les altérations pathologiques sont au-dessus des ressources de l'art.

En effet, si les médecins ne peuvent pas toujours détruire le germe de la maladie, ils peuvent calmer les douleurs et combattre les inflammations accidentelles qui hâtent la marche de l'affection principale. Croyez-vous que ces soins soient inutiles? Croyez-vous aussi que les espérances que l'homme de l'art donne aux individus qui sont atteints d'une maladie mortelle soient à dédaigner? Croyez-vous qu'il n'y ait pas une grande différence entre l'homme qui meurt en rêvant un avenir meilleur, et celui qui a perdu tout espoir et qui compte les jours qui lui restent à vivre?

§ LIII.

Rien n'est variable comme les jugements que porte le peuple sur les médecins et la médecine. Il est des hommes qui exagèrent leur puissance, tandis que d'autres la réduisent à néant; mais parmi eux les plus déraisonnables sont, sans contredit, ceux qui croient à la fatalité.

Il est des personnes qui pensent que tout est inévitable et écrit d'avance dans le grand livre de la destinée; et lorsque leur enfant est malade, elles font appeler un médecin, et si leur enfant meurt, elles blâment leur médecin parce qu'il n'a pas sauvé leur enfant. Elles oublient, ces personnes, que dans leur système il était décidé d'avance qu'à telle heure il viendrait à leur enfant une maladie mortelle, qui serait soignée par un médecin reçu en telle année et dans telle école. Si le destin a tout prévu, tout arrêté, pourquoi consulter les médecins, pourquoi les blâmer quand ils échouent? Si la destinée est immuable, pourquoi prier Dieu de la rendre meilleure?

Il suffit de réfléchir aux conséquences du dogme de la fatalité, pour comprendre qu'il est impossible et antireligieux ; aussi ne prendrai-je pas la peine de le réfuter.

§ LIV.

Qu'est-ce qu'un médecin? quel est son pouvoir? quel rôle est-il appelé à jouer auprès des malades? telles sont les questions que je vais rapidement examiner.

Le médecin, Messieurs, je parle de celui qui a fait des études complètes, est un homme qui connaît tous les détails du corps humain,

qui sait la place qu'occupent les différentes
parties qui entrent dans sa composition, et
les liens qui les unissent entre elles; qui a
étudié avec soin les fonctions des différents
viscères; qui a passé de longues années de sa
vie à observer les dérangements et les altérations si variés des divers organes et de l'économie tout entière; qui a appris, au lit des
malades, les procédés que la nature emploie
pour guérir ces dérangements, et les remèdes
dont l'expérience a constaté l'efficacité; et s'il
n'a pas pénétré tous les secrets de la pathologie et de la physiologie, on ne peut nier
qu'il ne soit plus capable de reconnaître et
de traiter les maladies que ceux qui sont
étrangers aux sciences médicales.

§ LV.

Le rôle que doit jouer le médecin auprès
de ses clients, n'est pas toujours le même.
Dans certains cas sa thérapeutique est tout
hygiénique et diététique; il entoure ses malades de soins bien entendus, et favorise les
efforts critiques de la nature. Ce n'est que
lorsque les patients ou les personnes qui les
approchent, ont commis quelque imprudence,
qu'il doit agir activement pour rappeler les

crises ou les éruptions qui ont été supprimées.

Il est des états morbides qui exigent un traitement plus actif. Quand une congestion cérébrale grave, une double pneumonie, etc., se manifestent chez un individu pléthorique ou sanguin, il ne faut point hésiter; la saignée est la seule planche de salut qui reste au malade, et le médecin est sûr, en employant ce moyen, d'être utile à son client.

§ LVI.

Nous avons vu que dans beaucoup de cas la nature faisait seule les frais de la guérison; en est-il toujours ainsi? les médecins ne guérissent-ils que les affections qui se termineraient spontanément d'une manière favorable? Je répondrai non, positivement non. Je prétends que dans un grand nombre de maladies, la thérapeutique est utile et même nécessaire. Quel homme raisonnable et instruit niera ses avantages dans l'apoplexie, la congestion cérébrale, l'esquinancie, la pneumonie, la chlorose, la syphilis, l'asphyxie, les fièvres intermittentes pernicieuses et les affections chirurgicales, etc..... et si l'on ne peut nier son efficacité, qui donc refusera d'admettre la médecine parmi les arts nécessaires?

§ LVII.

Je vous ai peint le médecin tel qu'il est souvent, et tel qu'il devrait toujours être, attentif à éloigner de son malade ce qui peut lui être nuisible, et prêt à seconder les efforts critiques de la nature ; spectateur tranquille, quand les remèdes sont inutiles, actif et entreprenant lorsque la nature paraît impuissante, ou quand la maladie menace d'enrayer les fonctions des organes principaux ; s'abstenant dans le doute, agissant avec énergie quand les indications sont précises et pressantes, et cherchant alors à imiter les procédés que la nature emploie pour opérer la guérison.

Tous ne sont point ainsi. Quelques-uns oublient trop souvent que la première règle en thérapeutique est de ne pas nuire. Mais, Messieurs, il ne faut pas attribuer au corps médical les fautes des individus ; fautes graves, dont la responsabilité doit retomber sur l'école et la législation. L'école qui, pendant long-temps, a été trop indulgente, et a permis à des ignorants de revêtir la robe doctorale et d'exercer une profession qui, pour n'être pas nuisible, exige un tact particulier

et une prudence extraordinaires; la législation qui a établi deux classes de médecins,
ayant des degrés divers d'instruction, quoiqu'ils soient tous appelés à traiter les mêmes
maladies.

Si l'on exigeait des officiers de santé le
même temps d'étude et les mêmes examens,
et s'ils ne devaient différer des docteurs que
par le prix de leur brevet, je serais très-dis-
posé à les conserver, car ce serait ouvrir la
porte d'une carrière honorable à des hommes
pauvres, dont les talents dédommageraient la
science des sacrifices pécuniaires qu'aurait
faits l'administration; mais la raison et le bon
sens se refusent à approuver une classe de médecins qui, par son origine, est souvent ignorante et pernicieuse. On a objecté que si l'on
détruisait les officiers de santé, les villages
manqueraient de médecins. Cette objection
a été victorieusement réfutée par M. Castel.
J'aimerais mieux, dit-il, voir les campagnes
sans médecins, que livrées à des médecins
ignorants: nous savons, en effet, que souvent
la nature suffit seule à guérir les maladies, tandis que les médecins ignorants.....

Ces reproches ne s'adressent point aux
individus, ils s'adressent à l'institution. Il
faut le reconnaître, il y a parmi les officiers

de santé des hommes instruits et honorables, qui n'ont pu acquérir le titre de docteur *que parce que leur bourse était trop légère*, et qui méritent honneur et considération ; ils s'appliquent aux médicastres impudents, qui, protégés par leur patente d'officier de santé, font de l'exercice de la médecine un trafic honteux et immoral.

§ LVIII.

Si le monde est injuste envers les médecins, si la législation et l'école ont introduit parmi nous des hommes qui ont diminué la considération dont le corps médical devrait jouir, il faut convenir aussi que les docteurs ont bien quelques reproches à se faire. Il n'est pas rare de rencontrer des praticiens qui, excités par la jalousie, colportent les insuccès de leurs confrères, signalent leurs méfaits à l'opinion publique, et laissent planer sur eux des soupçons injurieux et souvent injustes. Quand un médecin médit, il ne réfléchit pas que demain son rival critiquera ses fautes avec d'autant plus d'amertume, que ses sentiments les plus chers auront été blessés. Ce n'est point en vain qu'on se joue de l'amour-propre, de l'honneur et de l'avenir d'un homme ;

cette insulte demande vengeance, et cette vengeance retombe sur des médecins.

Il est des professions dans lesquelles ces abus seraient promptement réprimés, ce sont celles d'avocat et de notaire. Pour le barreau, par exemple, « il y a partout des chambres de discipline qui maintiennent un intérêt de collection, et rendent ainsi les avocats solidaires de considération, de gloire et d'honneur, en sorte que l'injure d'un seul est ressentie par tous, que l'éclat qui environne un seul rejaillit sur tous. Jamais un avocat, dans sa carrière forensique ou législative, n'est entièrement libre de la juridiction disciplinaire ou de la surveillance de ses confrères; leur protection lui est également assurée en tous temps. Les intérêts particuliers, les opinions politiques peuvent être divisés, tranchés, ennemis même, il y a toujours un lien secret qui n'est jamais rompu, celui de l'honneur commun de la corporation. Jetez maintenant les yeux sur notre profession, et dites si vous apercevez rien qui ressemble, qui approche même d'une pareille organisation. Chacun dans sa conduite privée se dirige comme il le veut, par les voies basses, honteuses, droites, honnêtes, trompant le public ou le servant avec probité; on a son diplôme ou sa patente, dès lors, la vie médicale est murée ; et puis, étonnez-vous si le savoir faire cauteleux, rusé, madré, écrase toujours le savoir modeste et laborieux : si les médecins n'ont plus la considération qu'ils avaient jadis ; si leurs réclamations sont accueillies à la tribune par la moquerie et le dédain ; si parmi eux la concurrence est extrême, intolérable, usurpatrice ; si la pensée du plus grand nombre est que malgré de longs travaux leur profession ne les mettra pas à l'abri du besoin sur leurs vieux jours ; si, dans maintes circonstances, l'honneur médical a coulé par tous les pores ; enfin, si les médecins sont privés de leur part à la grande marmite représentative, comme l'a dit Courrier, c'est qu'elle est à l'usage des forts et des habiles, et les médecins ne sont ni forts ni habiles, quoiqu'ils aient tout ce qu'il faut pour être l'un et l'autre (1). »

Il n'est peut-être qu'un seul moyen de guérir tant de maux qui ne feront que s'accroître, c'est l'association. Faites qu'il y ait un nom médical, un intérêt commun, et tout changera en peu d'années.

---

(1) Réveillé Parisse, *Gazette Médicale*, 1833, p. 315.

§ LIX.

L'association, ce beau principe d'harmo-monie et de force, qui groupe les indivi-dus et fait du nombre une seule unité morale, « est la source du droit, du bien-être, du pro-grès, du perfectionnement, bien plus encore, la règle et l'appui dans l'usage même de la liberté. L'association est un levier bien au-trement puissant que la presse elle-même, car c'est peut-être l'unique moyen de dégager l'inconnue de bien des problèmes politiques et moraux.

Une abeille est admirable dans sa ruche, hors de là, ce n'est qu'une mouche.

« Oh ! si les médecins avec leur savoir, leur influence individuelle, leur position, étaient bien pénétrés de cette vérité, à quelle con-sidération n'arriveraient-ils pas ? Une fois en possession de ce ressort éminemment impul-sif, ils seraient les vrais promoteurs de la ci-vilisation et les plus hauts placés dans l'ordre des bienfaiteurs de l'humanité (1). »

Fasse le ciel que mes confrères soient bien-tôt atteints de cette fièvre d'association, qui

---

(1) Réveillé Parisse, loc. cit.

peut seule tirer l'honneur médical de l'état de
langueur dans lequel il est tombé !

§ LX.

Pouvons-nous raisonnablement espérer un
si beau résultat, quand nous avons vu les médecins rester désunis alors qu'on leur lançait
du haut de la tribune parlementaire des sar-
casmes et des railleries de toute espèce ?
Quand la patrie médicale était menacée, pourquoi n'ont-ils pas oublié leurs inimitiés pour
repousser en commun les insultes qu'on leur
prodiguait ; quand leurs divisions les rendaient
faibles, pourquoi ne se sont-ils pas réunis
pour être forts ? J'abrégerai une réponse pénible. Il faut l'avouer, l'égoïsme et la rivalité
nous séparent, et il est à craindre que bien
des années se passent avant que nous ayons
compris que l'union fait la force, que la considération dont jouissent les membres d'une
corporation rejaillit sur tout le corps ; que la
flétrissure et le mépris qu'on jette sur un con-
frère amènent des récriminations , et que
l'honneur médical en souffre.

Espérons, Messieurs, que nos gouvernants
se décideront à présenter aux chambres la
loi sur la réorganisation médicale ; espérons

surtout que la nouvelle législation fera dispa-
raître les abus intolérables que j'ai signalés,
et qu'elle rendra à la profession de médecin
la considération qu'elle mérite et la prospé-
rité dont elle a si grand besoin.

§ LXI.

Redresser les erreurs du peuple, signaler
les abus qui déconsidèrent et ruinent les médecins, dire à tous ce que je crois être la vérité, tel est le but que je me suis proposé d'atteindre ; puissé-je avoir rempli dignement la
tâche que je me suis imposée !

FIN.

CLERMONT, impr. de THIBAUD-LANDRIOT et Cⁱᵉ.